Beauté Black

ISBN : 978-2-268-07011-7

Beauté Black

Le guide pratique de la beauté noire

Sonia Rolland &
Sandrine Jeanne-Rose

éditions du
ROCHER

Sommaire

« Je suis noire et pourtant belle »

Le cantique des cantiques

Dix ans se sont écoulés depuis la parution de notre premier ouvrage et nous voici à présent, Sonia et moi, de retour. Dix ans déjà… Beaucoup de choses ont évolué dans le monde de la cosmétique ethnique. Pour nous aussi.

Une chose, cependant, n'a pas changé d'un cil : nous sommes toujours très mobilisées concernant la beauté des femmes noires et métisses, Sonia à travers ses engagements en tant qu'égérie de Mixa-L'Oréal peaux mates à foncées, et moi dans la création de nouveaux produits. Depuis 1992, je me bats pour que la beauté noire ait la place qu'elle mérite, au même titre que les autres beautés.

Je dois reconnaître qu'aujourd'hui les choses ont bien évolué. Le leader de la cosmétique mondiale, L'Oréal, est entré dans la danse, suivi d'autres marques, et la femme noire a désormais devant elle un choix de produits adaptés à ses besoins et à ses envies.

Née d'une mère bretonne et d'un père martiniquais, j'ai commencé ma carrière dans le milieu de la mode avant de me lancer dans la cosmétologie, il y a dix-neuf ans. En 1992, j'ai fondé le label Kanellia, destiné aux peaux noires et métissées et aux cheveux crépus et frisés.

C'est ainsi qu'est née une marque issue d'un concept unique, une première dans le monde de la cosmétologie ethnique : la création de centres spécialisés qui utilisaient leurs propres produits, ainsi que leurs propres protocoles de soins. Cela a été une belle et passionnante aventure.
En 2007, j'ai cédé Kanellia à un laboratoire que j'ai accompagné jusqu'en 2009. Aujourd'hui, je n'ai absolument plus rien à voir avec la marque.

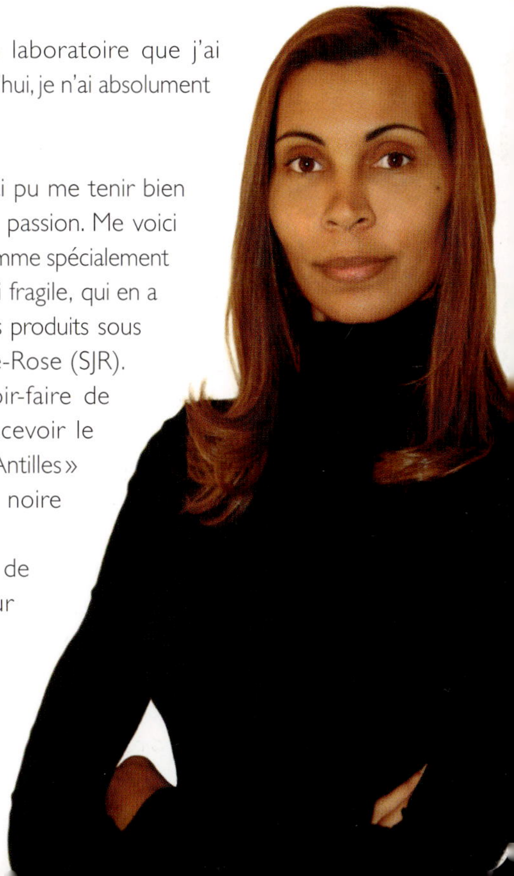

Après un repos bien mérité, je n'ai pu me tenir bien longtemps éloignée de ma grande passion. Me voici donc de retour avec une nouvelle gamme spécialement dédiée au soin du cheveu défrisé, si fragile, qui en a tellement besoin. Vous trouverez ces produits sous mon propre nom, Sandrine Jeanne-Rose (SJR).
Mes connaissances et mon savoir-faire de longue date m'ont permis de recevoir le Trophée de la beauté noire « Paris-Antilles » en 1996 et l'Award de la beauté noire en 2003.
Ces prix ont été la consécration de mon long et difficile combat pour réussir à imposer une marque française spécifique aux côtés d'autres marques non dédiées à la beauté noire.

Pendant toutes ces années, j'ai formé des centaines de coiffeurs et esthéticiennes, ainsi que des pharmaciens, à la spécificité de nos cheveux et de notre peau. Je dirais que je vis pleinement ma passion, et c'est dans ce livre, *Beauté Black*, que je vous invite à la partager.

Que nous soyons blanches, noires ou métisses, nous avons toutes la même préoccupation : cultiver notre beauté naturelle… Car toutes les femmes sont belles. Comme le disait Helena Rubinstein, première femme à avoir introduit les cosmétiques sur le marché européen (avec Elizabeth Arden) : « Il n'y a pas de femmes laides, il n'y a que des femmes paresseuses. »

Alors, mesdames, à vos miroirs ! Grâce à cet ouvrage, nous espérons vraiment que vous pourrez contempler votre peau et vos cheveux avec bonheur et briller de mille feux.

La femme noire est d'un grand naturel coquet, nous le savons bien ! C'est donc sans effort que nous consacrons du temps à nous faire belles. Et pour celles qui sont un peu moins courageuses, nous leur disons : « Les soins de beauté, c'est comme le sport, il suffit de s'y mettre pour ne plus pouvoir s'en passer… »

Puissent toutes celles qui liront ce livre y puiser la certitude que leur beauté est unique et précieuse.

Sandrine Jeanne-Rose

Préambule

« J'accepte mes origines, mais que vais-je en faire ? », disait Aimé Césaire… C'est toute la question de notre époque, où les revendications ethnoculturelles sont de plus en plus présentes dans les médias. Être différent est devenu une force, alors que les contradictions sur ce sujet sont nombreuses… Il existe encore des tabous, mais une révolution est en marche et ce depuis qu'on reconnaît enfin que les consommatrices de produits de beauté en tout genre sont, en grande partie, noires.

Dans les médias féminins, encore un peu timides, on ressent de plus en plus d'intérêt pour la femme afro-antillaise, longtemps ignorée dans les rubriques « Beauté ». Il est encore rare pour cette femme de pouvoir faire la une de magazines féminins… Certains diront que ça fait moins vendre. Pourtant…

Les chiffres parlent d'eux-mêmes. L'Oréal, groupe phare et leader dans la cosmétique ethnique, a révélé dans une étude de marché que les femmes afro-antillaises dépenseraient cinq à sept fois plus que les « Caucasiennes » pour leurs produits de beauté, surtout capillaires…

Bon à savoir dans une société de consommation comme la nôtre, non ?

Mais encore, de nombreuses personnalités du monde du sport, de la politique ou des médias, métisses ou noires, sont en tête des sondages, comme les « Français préférés des Français ».

Est-ce si facile que cela d'être noire ou métisse dans une société comme la nôtre ? En puisant dans mon expérience personnelle, je peux dire que ce n'est pas toujours évident. Bien que privilégiée par cette notoriété offerte il y a dix ans, je continue à suivre autour de moi les phénomènes émergents de ces différences. Certaines de mes amies ne supportent pas l'idée de défriser leurs cheveux, prétextant qu'elles sont fières de leur négritude et qu'elles la revendiquent. D'autres diront que le défrisage est la solution à leur flemme, ou encore confieront-elles que c'est une façon de se fondre dans la masse…

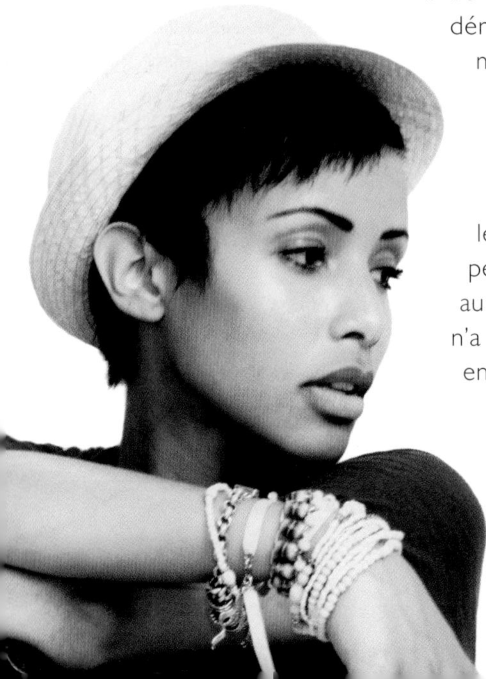

Il ne faut pas toujours voir dans cette démarche une fuite de leurs origines, mais simplement une envie de paraître différente, de changer. Dans le même ordre d'idée, les femmes de type européen passent bien des heures dans des centres UV ou sous le soleil en vacances pour avoir une peau brune… Pour nous, cela se joue au niveau des cheveux. Tout le monde n'a pas la chance de passer d'une mise en plis à un brushing lisse et soyeux en un claquement de doigts ! C'est pourquoi nous nous défrisons les cheveux.

Nous avons toutes un raisonnement contradictoire sur nous-mêmes.

En ce qui me concerne, j'ai opté pour le défrisage… par facilité, car un cheveu lisse est quand même plus simple à coiffer qu'un cheveu frisé. Mais j'ai saisi une chose essentielle, c'est que frisé ou lisse, le cheveu afro a grand besoin d'être soigné.

Nous abordons ici toutes ces problématiques et surtout celle qui nous hante toutes… l'hydratation ! Notre peau et nos cheveux en ont tellement besoin…

Depuis ma rencontre avec Sandrine Jeanne-Rose, qui remonte à onze ans déjà, et durant mon parcours professionnel, j'ai pu observer les différentes techniques de coiffage, de défrisage, de tressage, mais aussi de maquillage et de soins en tout genre. Aujourd'hui, j'ai la chance d'être égérie Mixa, ce qui m'apporte une nouvelle expérience, car la particularité de cette belle maison est d'être proche de ses égéries : une façon très intelligente de nous faire participer à l'élaboration d'un nouveau soin.

Beauté Black est comme une petite bible de la beauté pour les femmes qui se sentent concernées, ou même pour les professionnels qui aimeraient en savoir plus sur les spécificités des peaux ou des cheveux afro-caribéens.

Sandrine Jeanne-Rose est d'origine antillaise ; et moi, africaine ; toutes deux métisses. Nos mères ont parfois eu du mal à nous conseiller et, dans nos parcours respectifs, il a été difficile de se retrouver dans les revues dites « féminines »… alors, on s'est tout simplement offert notre guide de beauté qui deviendra, on l'espère, un indispensable pour les femmes en mal de conseils.

Sonia Rolland

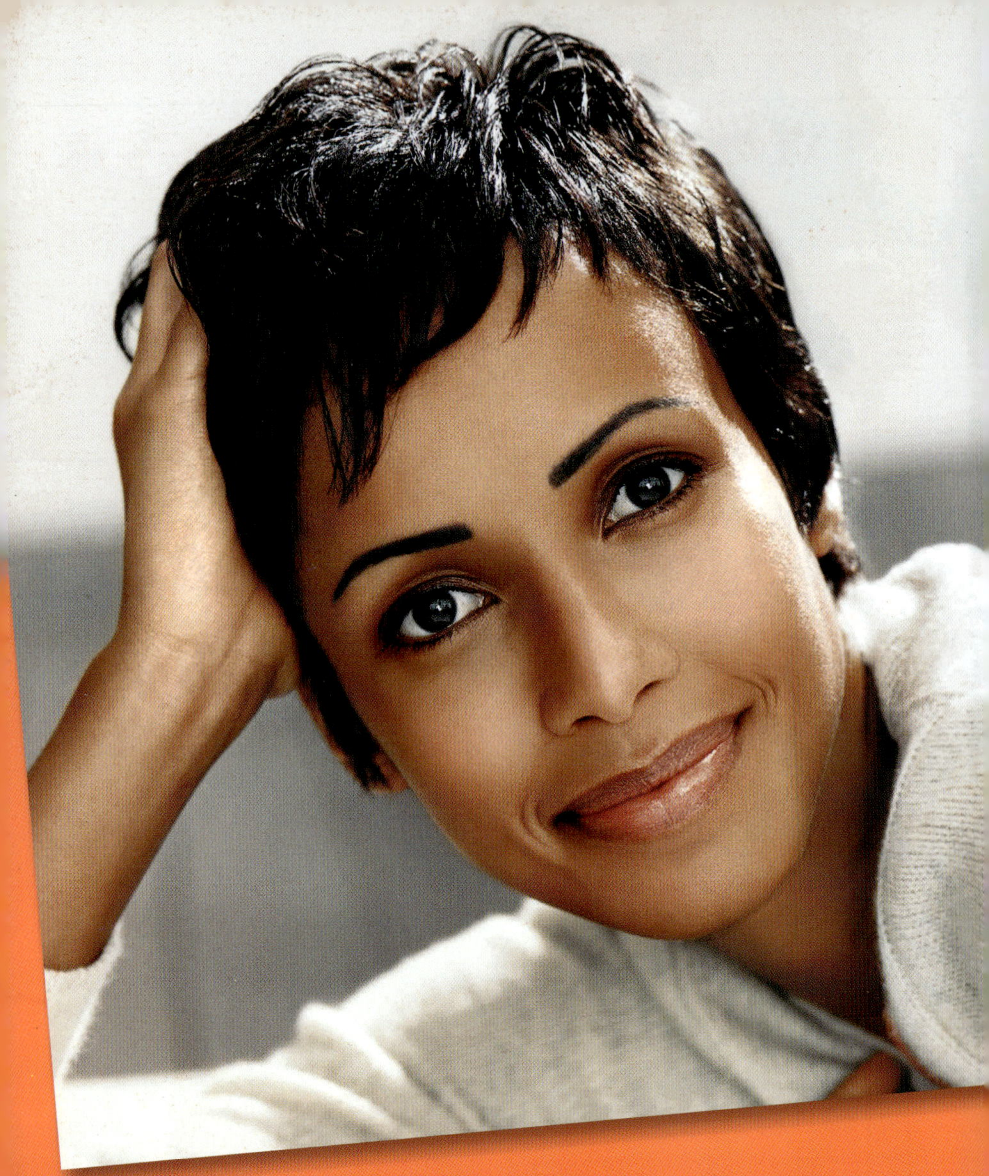

Chapitre 1

Le visage

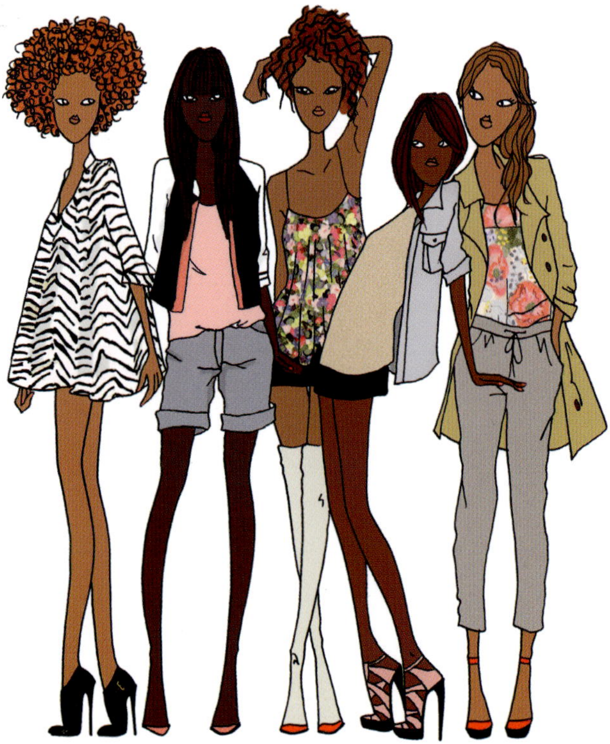

Introduction

Les particularités de la peau noire

Toutes les peaux noires sont faites pour vivre sous le soleil. Il est pour nous notre véritable élixir de beauté. Les peaux de couleur sont programmées pour un climat humide et chaud. Elles vont donc immédiatement se déshydrater, se ternir et devenir sensible sous les latitudes européennes, dont le climat est tempéré, plus sec et froid. Conserver une belle peau, et surtout prendre plaisir à la chouchouter, exige une bonne connaissance de ses caractéristiques propres. Avant d'entrer dans le vif du sujet, avec tous nos petits conseils, voici ce que vous devez savoir.

Notre meilleure copine s'appelle Mélanine

Grâce à un pigment appelé mélanine, sécrété en quantité par notre peau, celle-ci est mieux protégée contre le soleil que la peau blanche. La mélanine est à l'origine de la couleur de notre peau. Il faut savoir qu'il n'existe pas qu'une peau noire mais un véritable nuancier de carnations, du noir profond à la teinte claire café-au-lait des métisses.

Comment ça marche ? Les mélanocytes*, cellules de l'épiderme*, produisent ce pigment au sein d'organites spécialisés : les mélanosomes. Ce sont ces derniers qui déterminent les différences de carnations de notre peau en fonction de leur nombre, de leur taille et de leur répartition dans l'épiderme. Si la quantité de mélanocytes dans notre peau est rigoureusement identique, qu'on soit Blanc ou Noir, c'est la distribution des mélanosomes – et donc de la mélanine – dans les diverses couches de l'épiderme qui fait la différence entre la peau blanche et la peau noire.
Notre peau produit des mélanosomes de plus grande taille et au plus près de la surface de la peau. C'est pourquoi notre peau est plus foncée. On peut dire que la mélanine joue un vrai rôle de bouclier contre le soleil, et heureusement ! Imaginez les dégâts que cela provoquerait sur les populations vivant sous un soleil intense !

Cachez cette tache que je ne saurais voir…

Autre fonction de la mélanine : elle sert à protéger la peau des radicaux libres*, ces molécules instables responsables des désordres cellulaires qui agressent notre peau.
Mais l'écran de protection généré par la présence de mélanine dans notre épiderme a des failles. La synthèse de la mélanine peut connaître des troubles, ce qui provoque la formation de taches parfois indélébiles. Il suffit qu'un bouton fasse sont apparition sur notre visage pour que notre peau surproduise de la mélanine et fonce les zones agressées. Et nous passons notre vie, nous les femmes noires, à essayer de les faire disparaître…

Je desquame, tu desquames, nous desquamons

La desquamation* est une des caractéristiques de notre peau. Pendant longtemps, on a cru que notre peau était plus épaisse que la peau blanche, mais de récentes études l'ont démenti. En revanche, elle est mieux vascularisée, plus dense, plus compacte, grâce à la kératine*, cette protéine à la substance dure qui nous protège des agressions extérieures. Chez nous, les peaux noires, la kératine forme une « cuirasse » particulièrement épaisse. La raison : plus on a de mélanine, plus on a de kératine. Il s'agit d'une protection supplémentaire contre les conditions d'un climat ensoleillé, tropical, et humide. En Europe, les conditions sont différentes et notre peau se desquame en permanence, ce qui se manifeste par la présence de cellules hérissées, particulièrement inesthétiques, sur le corps. Notre peau prend un aspect écaillé, que l'on appelle « peau craquelée ».

Moins de rides, plus de boutons !

Notre peau est plus riche en glandes sébacées* (qui produisent le sébum*) et en glandes sudoripares* (responsables de la transpiration) que la peau blanche, sans pour autant être toujours grasse, ce qui nous protège de la déshydratation excessive. Grand avantage : notre peau vieillit moins vite et fait moins de rides. Le rêve de toute femme sur terre ! Le sébum est pour la femme noire, la garantie de sa pigmentation, de la souplesse et de l'élasticité de sa peau. Mais bien sûr, comme il faut un peu de justice en ce monde, il y a une contrepartie : l'excès de sébum ou le dépôt de sa sécrétion favorisent l'apparition de boutons et de points noirs à l'âge adulte. L'acné, en particulier, est pénible à vivre mais n'est pas une fatalité.

Ces spécificités obligent les cosmétologues à se pencher sur la peau noire ou métisse et à lui fournir des produits adaptés. Ce qu'il faut retenir, c'est que pour chouchouter notre peau, il faut connaître ses caractéristiques propres, comprendre ses problèmes et la traiter avec douceur. Nous vous recommandons de lire attentivement tous les conseils beauté que nous vous avons concoctés.

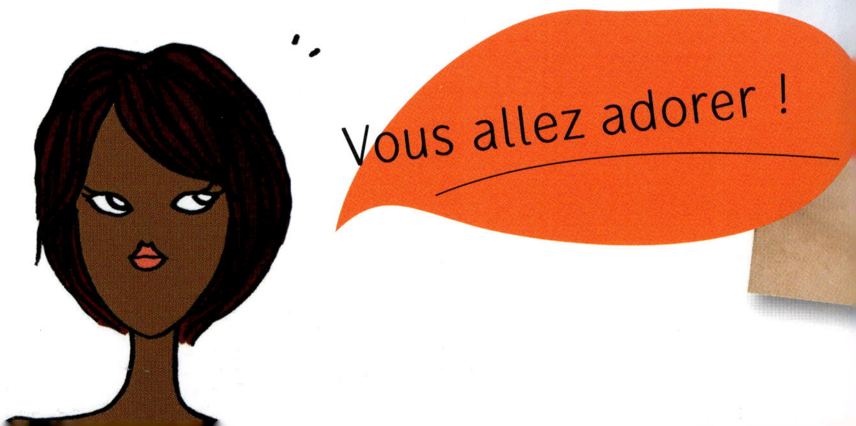

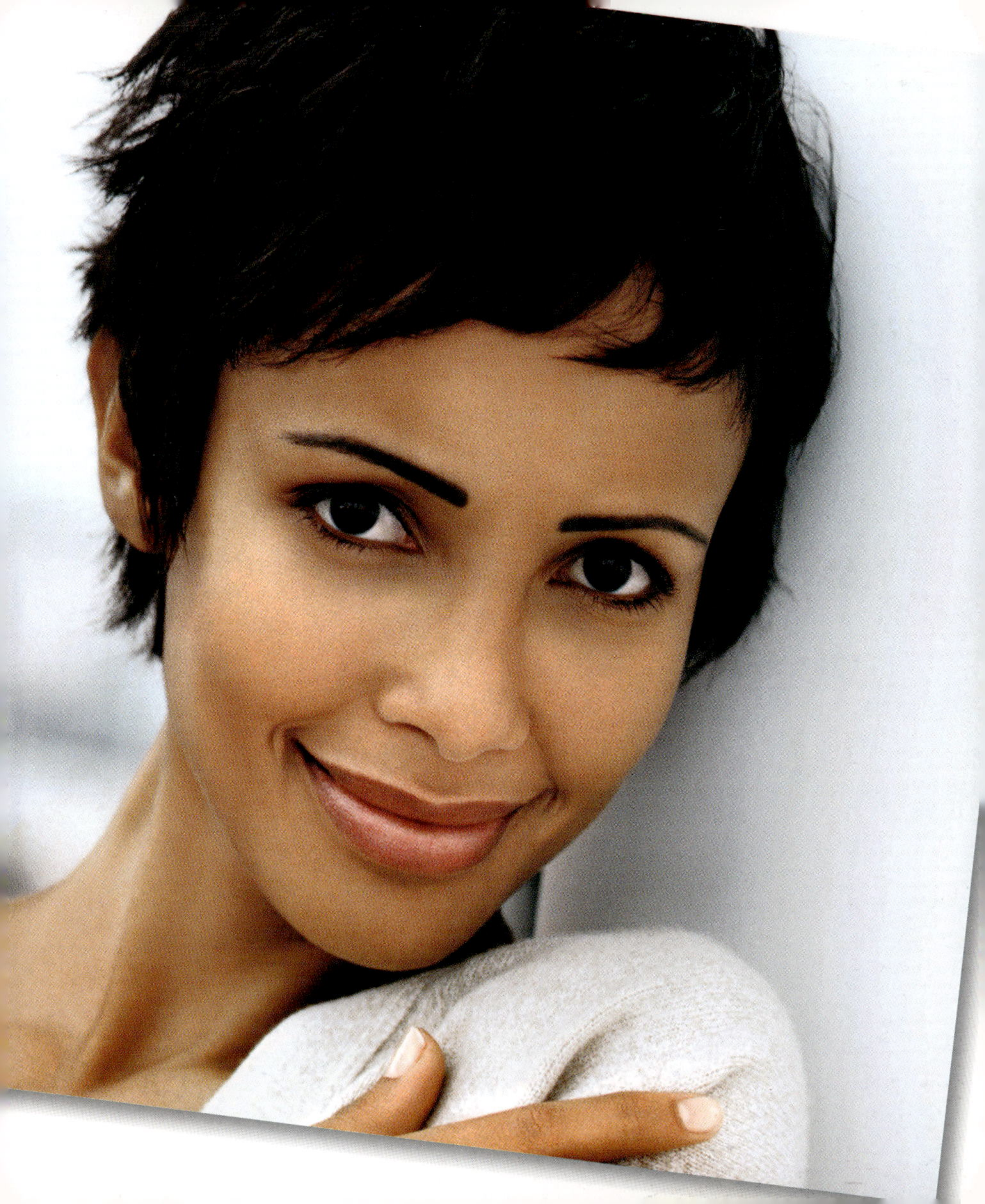

Test !

Quelle peau avez-vous?

Pour que l'application d'une crème ou d'un soin soit efficace, encore faut-il que ce produit soit adapté à votre type de peau. Cette dernière est-elle grasse, mixte, sèche, normale ? Pour le savoir, faites le test du mouchoir. Nettoyez votre visage. Celui-ci doit être vierge de maquillage et de toute crème ou lotion. Attendez 15 minutes puis appliquez un mouchoir en papier sur votre visage et pressez légèrement. Ensuite, gardez le mouchoir non loin de vous et répondez aux questions suivantes en retenant les réponses qui vous correspondent.

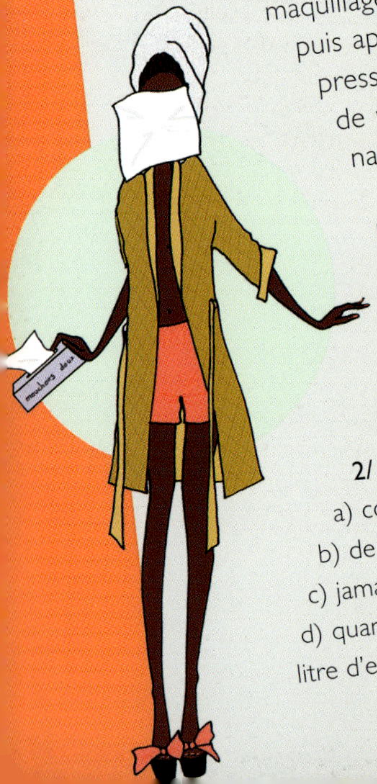

1/ Une demi-heure après vous être démaquillée, votre peau :

a) est bien souple mais commence à briller.
b) brille à certains endroits, tiraille à d'autres.
c) est fraîche et reposée.
d) tire à tous les coups.

2/ Des boutons, vous en avez :

a) continuellement. L'acné, c'est votre cauchemar.
b) de temps en temps, des spots isolés qui ne restent jamais.
c) jamais. Quelle chance !
d) quand vous faites une allergie ou dès que vous ne buvez pas votre litre d'eau quotidien.

3/ Les points noirs et les pores* dilatés, c'est pour vous :

a) une bataille de tous les jours.

b) une préoccupation qui se cantonne au menton et aux ailes du nez

c) un mythe. Vous n'en avez jamais vu.

d) de l'histoire ancienne, depuis que vous êtes sortie de l'adolescence.

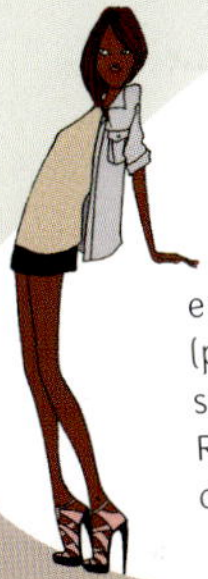

Le conseil de Sandrine

Notre peau peut changer de type

en fonction de ce qu'elle vit (pollution, changements climatiques, stress, cosmétiques inadaptés...). Restez donc à l'écoute de ses changements...

Découvrez votre type de peau en fonction des traces déposées sur votre mouchoir en papier et des réponses que vous avez apportées.

Votre mouchoir est constellé de traces correspondant à toutes les zones du visage et vous avez une majorité de a) :
Vous avez la peau grasse. Bien souple, elle sécrète du sébum en abondance, ce qui favorise l'apparition de boutons d'acné et de points noirs. Reportez-vous aux pages 24, 29 et 39 pour savoir comment vous occuper de votre peau.

Pas de trace sur votre mouchoir et vous avez récolté une majorité de c) :
Votre peau est normale, souple sans graisser. Pas de problème en particulier, de quoi faire pâlir d'envie plusieurs générations de femmes. Continuez comme ça et approfondissez vos connaissances en consultant la page 50 de ce livre.

Votre mouchoir comporte quelques traces correspondant à la zone T de votre visage (front, nez, ailes du nez, menton) et vous avez une majorité de b) :
Votre peau est mixte. Certaines zones présentent les caractéristiques de la peau grasse tandis que d'autres parties de votre visage sont sèches. Reportez-vous aux pages 28, 36, 39 et 41 de cet ouvrage pour connaître nos conseils.

Votre mouchoir est sec et vous avez récolté une majorité de d) :
Votre peau est sèche. Si vous n'avez pas ou peu de bouton, un manque chronique de corps gras la fragilise et elle tiraille le plus souvent. Pour savoir comment chouchouter votre peau, reportez-vous aux pages 30, 37, 39 et 40.

Avoir un visage rayonnant

La beauté n'est pas une affaire compliquée. Les femmes les plus belles ne sont certainement pas celles qui se tartinent du matin au soir mais celles qui savent entendre ce que leur dit leur corps. Conserver l'éclat de sa peau est donc une question de méthode. N'oublions jamais que notre visage est le premier reflet de notre beauté ! Pour cela nous devons procéder en 3 étapes, quel que soit notre type de peau : nettoyer, unifier et protéger. Gardez bien à l'esprit que votre peau est constituée à 70 % d'eau. Il faut donc penser HY-DRA-TA-TION !

À ce propos, il faut savoir qu'un teint lumineux passe avant tout par une alimentation saine, équilibrée, ainsi qu'une consommation en eau suffisante. Toutes les crèmes du monde ne peuvent remplacer l'hydratation* de l'intérieur, d'autant que de tous les organes de notre corps, la peau est la dernière à bénéficier de ce que nous mangeons et buvons.

Les peaux grasses se croient souvent à l'abri de la déshydratation. C'est une idée fausse. La peau grasse, comme la peau sèche, peut être déshydratée, surtout si on a l'habitude de la décaper avec des produits trop agressifs. Et l'eau calcaire, très irritante, n'arrange rien ! Alors, pitié pour elle !

Les nettoyants compacts ou sans rinçage

Les nettoyants compacts sont des laits de toilette que l'on rince à l'eau. Vous pouvez les appliquer directement dans la douche. Très doux et sans détergents, ils conviennent à celles qui ont besoin de « se mouiller » pour se sentir propres.
Les démaquillants « 2 en 1 » sont destinés à celles dont la peau est réactive et s'irrite au contact de l'eau. Ils sont composés d'un lait de toilette additionné d'une lotion tonique démaquillante. Ils se retirent tout simplement avec un coton. Les peaux sèches apprécieront.

Les eaux et soins micellaires

Ils sont à la mode et viennent en aide aux épidermes qui crient au secours : les peaux très sèches et sensibles. Leur action est spécifique grâce aux micelles, de petites particules en suspension contenues dans la lotion florale qui nettoient tout en douceur. On peut les appliquer avec un coton sur le visage, les yeux, les lèvres, et pas besoin de rincer. Notre peau est non seulement démaquillée et nettoyée mais réhydratée, apaisée et douce. Petit clin d'œil : ça marche aussi sur nos amoureux.
Un peu d'eau micellaire après le rasage et la peau est parfaitement apaisée !

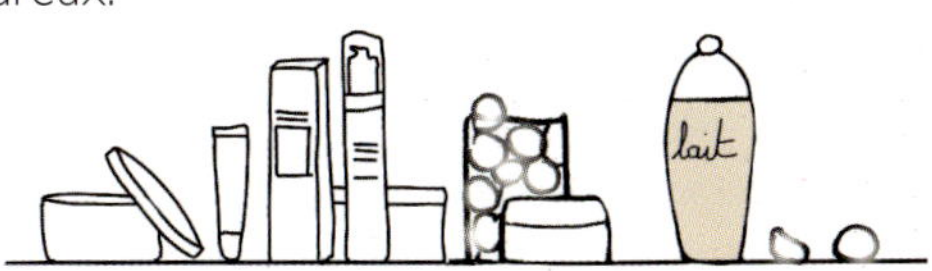

Les gels nettoyants

Particulièrement adaptés aux peaux grasses ou à problèmes (comédons* etc.), ils combinent des effets purifiants et une bonne tolérance cutanée. Sans savon, ils limitent les désagréments liés au dessèchement de la peau.

Les laits et lotions

Pour tous les types de peau, l'usage d'un lait démaquillant offre à notre visage un démaquillage parfait et une hydratation des couches superficielles de l'épiderme. Cette émulsion « huile dans l'eau » dissout le maquillage sans modifier l'acidité de la peau et laisse une agréable sensation de fraîcheur.

Massez votre visage en appliquant le lait démaquillant par de petits mouvements circulaires du menton, vers le front, sans oublier le cou. Retirez le lait avec un coton imbibé d'une lotion tonifiante ou purifiante selon votre type de peau. Comme pour l'eau, tamponnez immédiatement votre peau avec une serviette ou un mouchoir sans attendre son évaporation. Les lotions toniques débarrassent ensuite la peau des excédents de

Exit les lotions alcoolisées !

Elles dessèchent autant la peau qu'un savon détergent et perturbent le renouvellement cellulaire et la production de mélanine par notre peau, ce qui peut faire apparaître des taches. À proscrire (sauf ordonnance de votre médecin) même si vous avez la peau grasse !

lait à démaquiller, tout en donnant un coup de fouet à votre visage. Effet grain de peau satin garanti ! L'eau de rose est un très bon tonique pour les peaux sèches, tandis que les peaux irritées préféreront le tilleul à l'action calmante. L'hamamélis et le menthol sont des toniques rééquilibrants et astringents* principalement indiqués pour les peaux grasses qui pourront y adjoindre une lotion au thym en cas de boutons disgracieux puisque cette plante est un puissant antiseptique.

Les mousses

Celles qui ont besoin de se savonner pour se sentir propres en raffolent. Comme les laits et lotions, il en existe pour tous les types de peau. Elles démaquillent, nettoient et ne contiennent pas de savon. Le petit plus : leur texture légère et vaporeuse. On applique sa mousse en mouvements circulaires et on la rince à l'eau ; c'est tout simple.

Et les lingettes démaquillantes ?

Très pratiques, les lingettes présentent l'avantage de procurer un nettoyage rapide. C'est parfait pour vous rafraîchir le visage en vue d'une petite retouche maquillage, juste avant un rendez-vous important. Toutefois, nous vous conseillons de les utiliser occasionnellement, car elles ne peuvent remplacer un nettoyage quotidien et approfondi avec une lotion, un lait ou un gel adapté à votre peau !

2/ Protéger : l'hydratation de jour comme de nuit

Les crèmes de jour et de nuit

Une fois notre peau nettoyée et débarrassée de ses impuretés, les crèmes entrent en jeu. Le matin, l'application d'une crème de jour nourrit notre peau et la protège des agressions extérieures (soleil, pollution, froid…). Le soir, la crème de nuit répare la couche cornée* du dessèchement ou d'un excès de sébum.

Pourquoi utiliser une crème ?

Plus nous avançons en âge, plus notre peau perd sa richesse en eau. Une crème va donc contenir des principes actifs hydratants pour pallier ce manque comme les « céramides* », « les acides gras essentiels » dont le rôle est de se confondre avec les cellules de la couche cornée pour la rendre plus apte à se protéger en régulant l'hydratation de la peau. Pour les peaux grasses et mixtes, cette crème peut être également purifiante. Quel que soit votre choix, votre crème de jour doit contenir un filtre photoprotecteur contre les ultraviolets du soleil et des agents matifiants. On aime briller en société, mais notre visage, lui, doit rester net !

À quel âge commencer à utiliser une crème ?

Il n'y a pas d'âge pour prendre soin de sa peau. Toutefois, sous nos latitudes, notre peau souffre tout le temps. Nous conseillons d'avoir sa petite crème hydratante à disposition dès l'adolescence. Les bonnes habitudes restent quand on les prend tôt !

Comment choisir sa crème ?

Les crèmes sont généralement des émulsions (mélange d'eau et d'huile ou de corps gras) plus ou moins denses. Si leur consistance est légère, on les appelle « laits », ou « fluides » ; si elles sont plus épaisses, on les appelle « crèmes ». Les femmes se demandent souvent s'il est bien utile d'utiliser deux crèmes différentes, une le jour, l'autre pour la nuit. La réponse se trouve en chacune de nous. Notre peau est unique. Certaines pourront appliquer la même crème tout le temps, d'autres auront besoin d'une formule légère en journée pour éviter les brillances et d'une solution plus riche le soir pour nourrir leur peau en profondeur.

Les peaux grasses préfèrent les formules riches en eau dans la journée

Elles aiment les laits ou crèmes « huile dans l'eau » (marquées « H/E » sur l'emballage). Leur composition : de l'eau en grande partie et un peu d'huile ou de corps gras. Elles sont légères pour que le visage ne brille pas. Au démaquillage, elles se retirent facilement à l'eau. Par contre, elles sont moins performantes et demandent une application matin et soir.

Les peaux déshydratées les apprécient également car elles laissent en surface un film hydratant qui pénètre rapidement dans la couche cornée.

Les peaux sèches préfèrent les solutions riches en huile

Les émulsions « eau dans l'huile » (marquées « E/H ») sont majoritairement composées d'huile ou de corps gras pour une petite quantité d'eau. Elles sont plus grasses et plus constantes, c'est-à-dire que les actifs se libèrent progressivement tout au long de la journée en préservant la peau d'une perte en eau trop importante. Par contre, le visage doit être démaquillé à l'aide d'un savon surgras, d'un lait démaquillant ou d'une lotion, car elles ne s'éliminent pas bien à l'eau.
Les peaux grasses apprécient aussi ces crèmes – rappelons qu'elles souffrent souvent de déshydratation – mais plutôt en crèmes de nuit, car elles sont plus épaisses. Quant aux peaux mixtes, elles choisiront un soin « double » tantôt H/E, tantôt E/H.

Le conseil de Sandrine

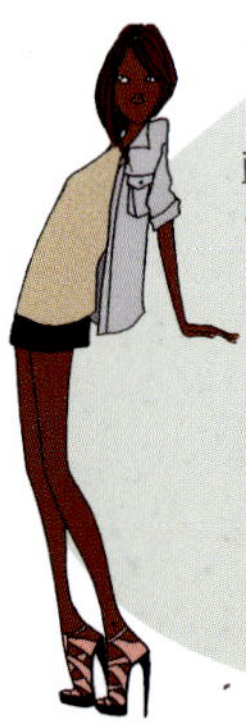

En période de grand froid,

j'utilise un sérum aux propriétés très hydratantes avant de poser ma crème. C'est une question de confort car ma peau est alors déshydratée et sensible. J'applique quelques gouttes sur le visage et le cou préalablement nettoyés en massant pour bien faire pénétrer le produit. Ensuite, j'étends mon soin de jour ou de nuit. Pour celles qui craignent de graisser leur épiderme, sachez qu'il existe d'excellents sérums adaptés, avec des propriétés astringentes, à appliquer juste avant votre soin habituel.

Suivez les saisons !

Les besoins de notre peau évoluent avec les saisons. En hiver, elle est déshydratée et a davantage besoin de soins ultra-nourrissants. De mai à août, elle fabrique plus de sébum et a tendance à briller. Ne lésinez pas sur les soins désaltérants, absorbants de sébum et matifiants !

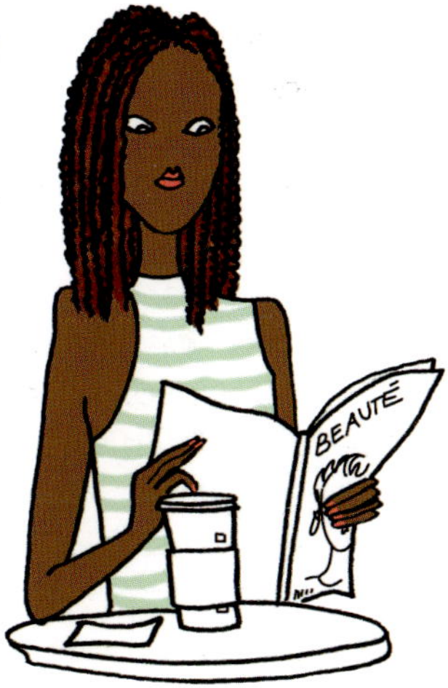

Le contour des yeux : attention, fragile !

Qui n'a jamais vu sa maman avec des morceaux de concombre sur les yeux ? Et pour cause, le soin du contour des yeux doit attirer toute notre attention, car c'est une zone très fragile. Très fine, pauvre en glandes sébacées, cette petite peau manque d'élasticité et présente la première des signes de vieillissement. Les ridules, les pattes-d'oie ou les rides d'expression en sont les manifestations initiales, mais c'est également à cet endroit que les traces d'hyper-dépigmentation* vont apparaître, ainsi que des zones de coloration irrégulière et des cernes foncés.

Les crèmes de contour des yeux permettent de l'hydrater convenablement. Elles sont moins grasses que les crèmes adaptées au visage et possèdent des principes activant la circulation du sang, qui réduisent les cernes. À l'application de votre crème, tapotez délicatement le contour de l'œil et massez de façon circulaire pour activer la circulation sanguine.

À ne pas faire !

Le soir, lorsque vous appliquez votre crème de nuit, n'en tartinez surtout pas le contour des yeux. Les crèmes de nuit sont plus riches que celles de jour. Les corps gras qu'elles contiennent se stockeraient directement au niveau des contours des yeux où la peau est plus fine. Résultat : au matin, vous vous retrouveriez avec les paupières gonflées, surtout sur la zone des cernes !

Attention également avec les crèmes aux acides de fruit et les crèmes antirides. Trop agressives pour le contour des yeux, elles peuvent provoquer des rougeurs dues à de petites allergies. Il n'est pas non plus recommandé de mettre de la crème de jour sur la paupière supérieure de l'œil pour cause d'allergie également. Mais si vous n'avez aucun problème avec votre soin habituel, c'est qu'il est suffisamment doux.

Des lèvres douces

Rien n'est plus important que la bouche, puisque c'est elle qui donne les baisers ! Et pourtant, tiraillements, fissures, gerçures et même crevasses, nos lèvres jouent souvent les filles fragiles. Dépourvues de glandes sudoripares et extrêmement pauvres en glandes sébacées, les lèvres sont sensibles au moindre changement de temps. Nous avons alors tendance à mouiller nos lèvres de salive, ce qui les adoucit momentanément. Mais ça ne dure jamais ! Il faut donc bien les hydrater pendant la journée et le soir, parfois avec un soin spécifique pour celles qui ont la peau plus sèche.

L'extrait d'aloès, notamment associé à du beurre de karité, est un excellent hydratant naturel. Le miel pur, appliqué sur les lèvres, bien qu'un peu collant, est un très bon soin nourrissant naturel. Quoi qu'il en soit, choisissez un stick hydratant en pharmacie qui contienne des filtres solaires pour protéger vos lèvres des rayons ultraviolets car elles sont dépourvues de film hydrolipidique, cette protection qui maintient l'eau et les corps gras dans la couche cornée de l'épiderme.

Nous avons testé

Le soin des lèvres nutritif illuminant Mixa

Nos lèvres sont souvent sèches et gercées. Ça tire et ce n'est pas agréable pour parler ou sourire. Le stick Mixa nourrit, hydrate, rend à nos lèvres leur élasticité grâce au karité, au beurre de coco et aux agents émollients*. Exit les gerçures ! Sa teneur en vitamine E anti-radicalaire* les protège des agressions extérieures. Nos lèvres sont réparées, douces et les micronacres leur donnent un petit effet satiné, comme un « gloss ». Il a trouvé sa place dans notre sac à main !

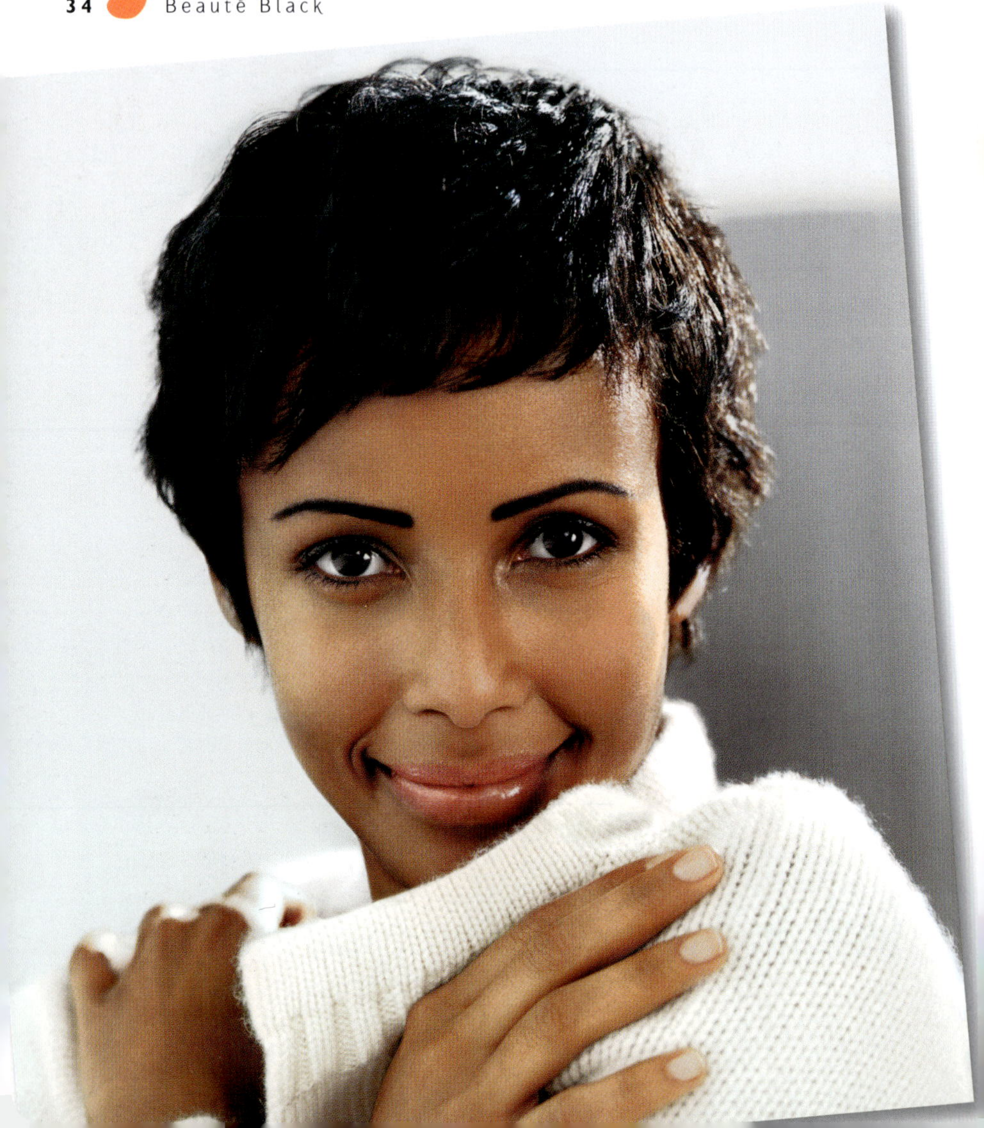

B. Les soins hebdomadaires du visage

Vous l'aurez compris, avoir une belle peau et un visage reposé demande quelques minutes chaque jour. Ce serait cependant trop facile de s'arrêter là. Une fois par semaine, il faut nous « dorloter » avec des soins plus approfondis tels que la fumigation, le gommage et les masques. Désincrustants, hydratants ou raffermissants, ceux-ci contribuent également à débarrasser le visage de ses cellules mortes. Mais surtout, ces soins nous permettent de nous consacrer à nous-mêmes, ce sont des moments pendant lesquels nous n'y sommes pour personne, ni mari, ni enfants. Un masque associé à un bain chaud et voilà, c'est le paradis…

1/ La fumigation

Ce n'est évidemment pas le moment le plus glamour de votre semaine, mais la fumigation – procédé par lequel la peau est purifiée grâce à la vapeur d'eau – est très efficace sur les peaux grasses et présente l'avantage d'être peu onéreux. Vous pouvez la pratiquer vous-même à la maison ! La vapeur d'eau, à laquelle on ajoute des plantes et lotions adaptées à son type de peau, stimule la circulation sanguine, dilate les pores et élimine les impuretés. La fumigation rend notre peau propre et disponible pour l'étape suivante, le masque, mais vous pouvez très bien vous contenter de la seule fumigation. Une fois les pores de la peau dilatés, vous pouvez également enlever les points noirs à l'aide d'un tire-comédon vendu en pharmacie ou en pressant légèrement la peau entre vos index. Vos mains doivent être propres et vos doigts recouverts d'un mouchoir en papier. Attention, ce type de traitement ne convient pas pour éliminer des kystes acnéiques !

Comment préparer sa fumigation ?

Faites chauffer de l'eau jusqu'à ébullition puis versez-la dans un bol. Placez votre visage pendant 10 minutes au-dessus des vapeurs avec une serviette sur la tête. N'utilisez que de l'eau minérale ou de source pour votre fumigation. En effet, le calcaire et les solutions javellisées utilisées pour assainir l'eau du robinet anéantissent les principes actifs des plantes.

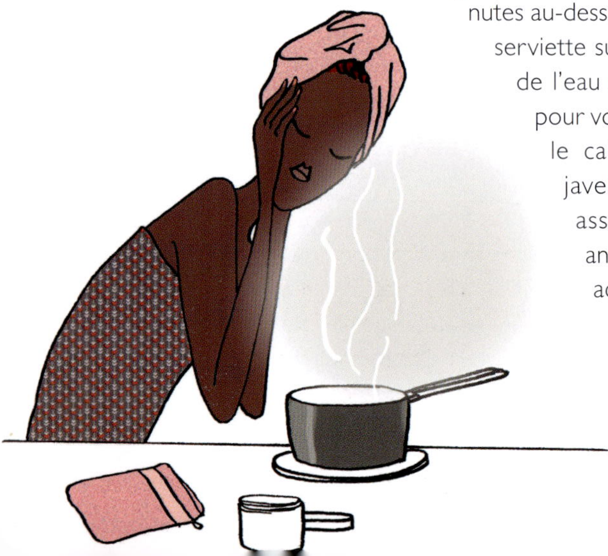

Quelles huiles utiliser ?

Les huiles essentielles de lavande, de citron ou de romarin sont parfaites pour les peaux grasses car elles désinfectent et désincrustent le visage. Le citron convient également aux peaux mixtes. On peut même utiliser un citron pressé.

Et pour les peaux sèches ?

La fumigation n'est pas recommandée pour ce type de peau car elle lui fait perdre son eau. Toutefois, en appliquant de l'huile d'olive sur le visage au préalable, vous pouvez le faire 1 fois par semaine pendant 5 minutes max.

2/ Le gommage

L'alternative à la fumigation est le gommage. La peau se renouvelle continuellement. Chaque jour, apparaissent de nouvelles cellules qui remontent à la surface, se dévitalisent et meurent avant d'être éliminées. Lorsqu'elles sont en surnombre, la peau s'en trouve littéralement asphyxiée et perd son éclat et sa luminosité. Si ce phénomène naturel se produit chez tous les épidermes, il est accentué chez les peaux noires et métissées. Elles possèdent un plus grand nombre de cellules mortes, ce qui entraîne une rétention de sébum aggravée dans un climat tempéré et qui peut provoquer l'apparition de boutons.

Quel gommage utiliser ?

En crème, en gel ou en pâte, votre gommage doit être doux, surtout pas abrasif, afin d'éliminer en douceur les cellules mortes accumulées sans « poncer » la surface cutanée. Il stimule la circulation sanguine, permet à la peau de retrouver un éclat naturel. Le gommage est particulièrement utile pour notre peau, car il élimine les cellules mortes chargées de mélanine, celles qui créent des différences de couleur autour du nez et de la bouche.

Comment l'appliquer ?

Concentrez-vous sur les zones grasses. Prenez une noisette de produit et massez votre peau en faisant des gestes circulaires avec les doigts. Ensuite, rincez à l'eau minérale. Autre technique : après un démaquillage efficace, mouillez votre visage à l'eau chaude, laissez poser le gommage 2 ou 3 minutes avant de commencer à masser, puis rincez à l'eau froide afin de resserrer les pores ! Le teint est vraiment plus lumineux ! Pour les peaux mixtes évitez les zones sèches comme les joues. En aucun cas vous ne devez gommer le contour des yeux! À cet endroit, la peau est trop fine et fragile! À l'arrivée, votre peau est fraîche et propre.

Et pour les peaux sèches ? Tout comme pour la fumigation, le gommage n'est pas conseillé pour les peaux sèches ou alors il faut utiliser des produits sous forme de gels, très doux, avec peu de grains.

3/ Les masques

Après un gommage ou une fumigation, le masque « finit le travail ». Il nettoie et hydrate la peau en profondeur.

Les masques nettoyants et désincrustants pour les peaux grasses Les peaux grasses a-do-rent, elles peuvent les utiliser jusqu'à deux fois par semaine. Leur rôle : éliminer l'excès de sébum et réguler sa sécrétion, affiner le

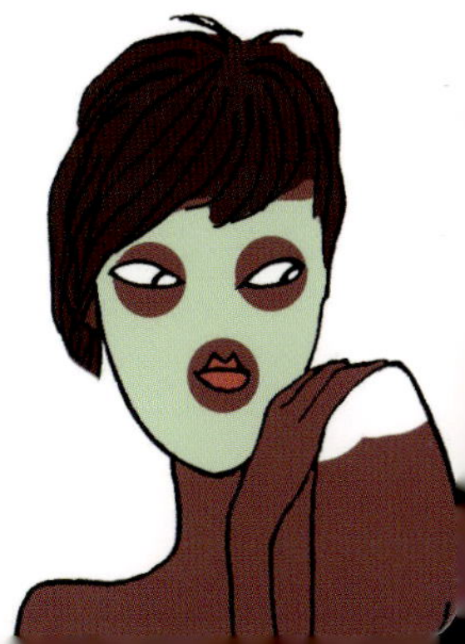

grain de peau et resserrer les pores dilatés. Préférez les masques à l'argile verte en raison de sa vertu asséchante. Vous pouvez ajouter à votre masque quelques gouttes d'huile de lavande diluées dans de l'huile d'olive pour renforcer ses propriétés désincrustantes et antiseptiques.

Comment les appliquer ?

Appliquez-le en fine couche, avec un pinceau si possible, sur la zone T (front, nez, menton), puis laissez reposer 5 minutes. Retirez votre masque avec de l'eau minérale, puis appliquez par petites touches de l'huile de lin et faites pénétrer par mouvements circulaires avec le bout des doigts. Cette huile protège l'épiderme des impuretés. Afin d'écarter tout risque d'allergies, faites un petit test sur l'intérieur de votre poignet avant de l'employer sur votre visage.

Les masques réparateurs et « relipidants » pour les peaux sèches

Riches en corps gras, ils conviennent aux peaux sèches puisqu'ils vont nourrir l'épiderme et restaurer le film hydrolipidique, c'est-à-dire la protection de la peau en surface. Préférez les masques à l'huile d'avocat, parfaits pour les peaux qui font des rides et ridules plus tôt. Les baumes, entièrement constitués de corps gras, sont également conseillés aux peaux sèches mais à éviter pour les autres.

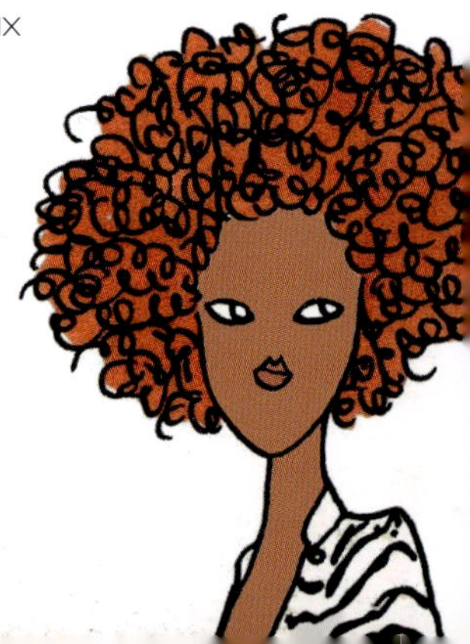

Comment les appliquer ?

Avec un pinceau, étalez en couches épaisses votre produit sur tout le visage, le cou et même le décolleté. Allez-y franco et prévoyez de la lecture, car vous devez le laisser poser 20 minutes minimum. Pour l'enlever, essuyez l'excédent avec un mouchoir en papier.

Et les peaux mixtes ?

Grasses et sèches à la fois, les peaux mixtes doivent jouer avec les deux caractéristiques pour ne pas traiter une partie au détriment d'une autre. Un masque désincrustant agresserait la zone sèche tandis qu'un masque hydratant ne nettoiera pas la zone grasse (les ailes du nez)... Par contre, vous pouvez appliquer un masque nourrissant sur tout le visage.

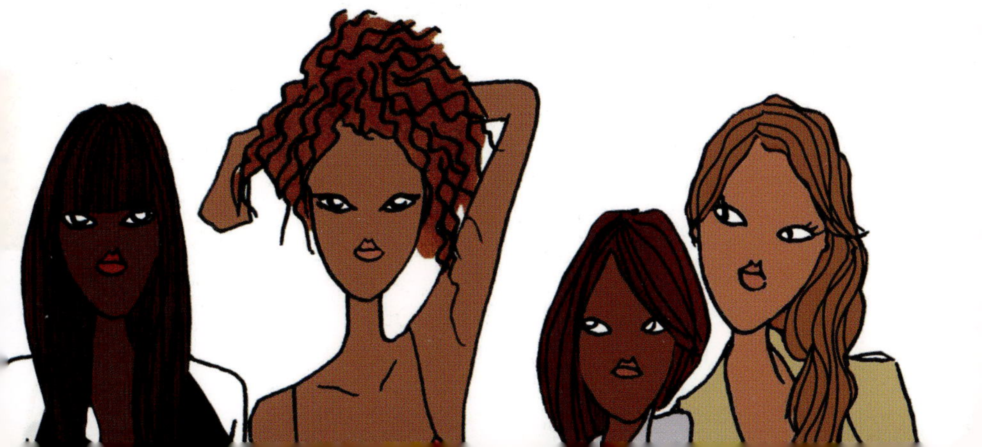

battre les imperfections !

1/ L'acné

Sur le visage, le dos ou le décolleté, l'acné est un véritable cauchemar pour la peau noire. Chaque bouton laisse une tache ou une cicatrice sur notre peau, qui mettra un certain temps à disparaître ou même restera pour toujours, mais, bien sûr, ce n'est pas irrémédiable.

Qu'est-ce que l'acné ?

C'est une affection qui commence le plus souvent à la puberté – même s'il existe des acnés médicamenteuses – et peut s'éterniser jusqu'à un âge adulte bien avancé. Contrairement aux idées reçues, elle ne touche pas que les peaux grasses !

Les follicules pilo-sébacés* sont bouchés par le sébum sécrété par les glandes sébacées. Leur inflammation provoque des points noirs (comédons ouverts) ou des microkystes (comédons fermés) qui peuvent être purulents et aller jusqu'à démanger. Cette abondance de sébum se produit sous l'influence des hormones androgènes*. Autrement dit, pas la peine d'incriminer le chocolat et autres douceurs et de se mettre au régime. Consommées dans des proportions raisonnables, les sucreries ne sont pas responsables d'une poussée d'acné. Ceci dit, une alimentation saine et pauvre en graisses animales ne peut être que bénéfique pour la santé et donc pour la peau.

Comment s'en débarrasser ?

Vous l'aurez compris, l'acné ne fait pas ses valises d'elle-même. L'astuce du « j'y pense pas donc ça n'existe pas » est complètement inefficace avec elle. Un petit tour chez le dermatologue est indispensable pour obtenir un traitement médicamenteux approprié, mais il y a aussi des mémos à coller dans la salle de bains, dans la cuisine, bref partout, pour adopter de bonnes habitudes.

- Ne tripotez pas vos boutons même s'il est difficile de résister à l'envie d'éclater les comédons. C'est pire ensuite. Bonjour taches et cicatrices !

- Un nettoyage biquotidien de votre peau avec des produits non comédogènes* est indispensable. Faites simple : côté hygiène, un savon surgras ou un dermopain nettoieront votre peau sans la dessécher. Même si vous êtes fatiguée d'avoir dansé toute la nuit, **ne zappez jamais** le démaquillage – que vous soyez maquillée ou non – et *a fortiori* si vous êtes adepte du fond de teint.

Et l'acné cosmétique ?

Elle résulte d'un contact répété de la peau avec des produits cosmétiques trop gras qui bouchent les pores. Les produits capillaires à base de vaseline *(petrolatum, paraffinum liquidum, mineral oil)* dont de nombreuses femmes se servent pour graisser leurs cheveux sont des hydrocarbures qui ne font qu'empirer, voire développer, l'acné sur le front et les tempes ! Donc, vous l'aurez compris, la vaseline et les crèmes de jour trop grasses, les crèmes de corps que vous utilisiez sur le visage également, les fonds de teint archi-couvrants (censés cacher les boutons, argh !), c'est poubelle ! On reste zen et on utilise des produits doux…

2/ Les taches

Les taches ! C'est notre grand problème à nous, les femmes noires et métissées. Nous craignons leur apparition, qu'elles forment des plaques de couleur laiteuse ou, au contraire, qu'elles soient sombres comme l'ébène. Dans les deux cas, elles mettent un certain temps à disparaître ou peuvent rester à jamais. Présentes sur le visage mais aussi sur tout le corps, elles constituent une source de préoccupation permanente.

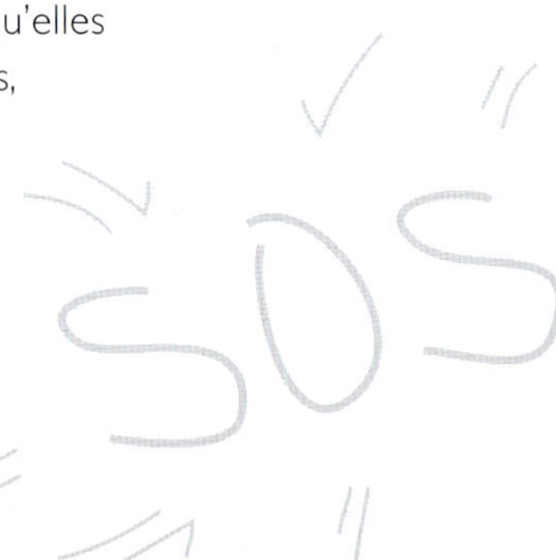

Les taches claires

Qu'elles soient dues au vitiligo*, à un champignon (pityriasis versicolore), ou à une grande sécheresse cutanée (dartres), aller chez votre dermatologue est la meilleure chose que vous puissiez faire, car des traitements existent. Pour les dartres, qui sont très fréquentes chez les enfants métissés, surtout autour de la bouche et sur les joues, l'utilisation d'un savon surgras et d'une crème hydratante est parfois suffisante mais au moindre doute, consultez !

Ne vous cantonnez pas à camoufler avec du maquillage, du fond de teint couvrant par exemple, cela peut se révéler être une solution dans l'instant, mais ne fera pas disparaître le problème.

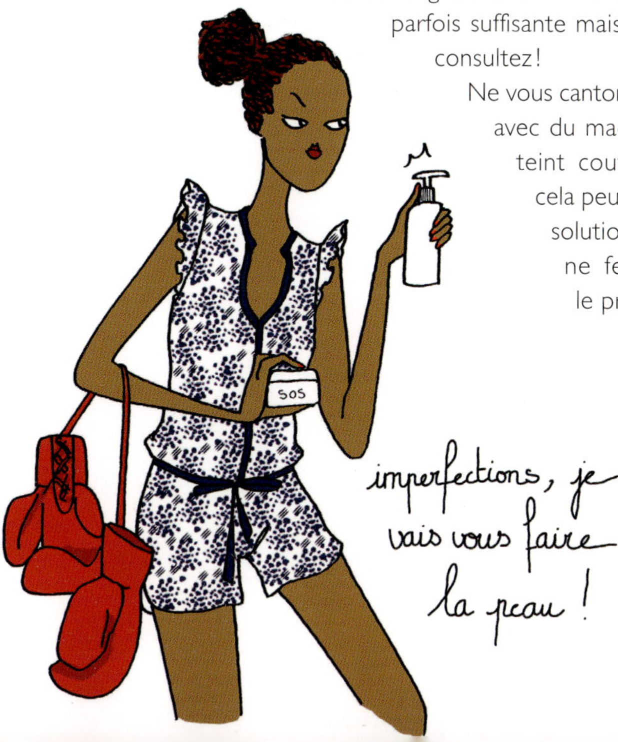

Les taches foncées

À la moindre agression (coupure, piqûres d'insectes, brûlures, boutons), lors de changements hormonaux (grossesse) ou lorsque nous vieillissons, notre peau réagit par une augmentation de production de mélanine. Et hop, une tache sur le visage, le décolleté ou la jambe ! Pas de chance, ces taches mettent des semaines, des mois ou même des années à disparaître. Là encore, un passage chez le dermatologue est indispensable. Le plus tôt est le mieux car les taches anciennes partent difficilement, voire pas du tout, même avec un traitement.

Par ailleurs, on ne le répétera jamais assez : évitez les parfums ou lotions alcoolisées en particulier avant une exposition solaire, car en présence des rayons du soleil, ces produits interagissent avec le pigment, ce qui a pour conséquence l'apparition de taches sombres. Sur les zones particulièrement exposées au soleil comme le visage ou les bras, l'utilisation d'un écran total évitera les différences de coloration.

À ne pas faire !

Frotter ou décaper votre peau pour faire disparaître les taches. Vous obtiendrez l'inverse. Plus on frotte, plus la production de mélanine est importante.

Pour tout traitement anti-taches, s'adresser à son médecin, car les crèmes conviennent à certaines taches et pas à d'autres.

Crèmes éclaircissantes : sens interdit

On ne le vous dira jamais assez, n'utilisez jamais ce type de produits. La presse en parle régulièrement, ils sont dangereux, plein de substances agressives et nocives, d'autant qu'on ne sait pas toujours d'où ils proviennent ! Par ailleurs, soyons logiques. Pour les peaux claires, se faire griller au soleil dans l'espoir de devenir caramel accélère le vieillissement et provoque des cancers de la peau. Par chance, nous n'avons pas ce problème, alors pourquoi nous « ternir » le teint avec des crèmes douteuses ?

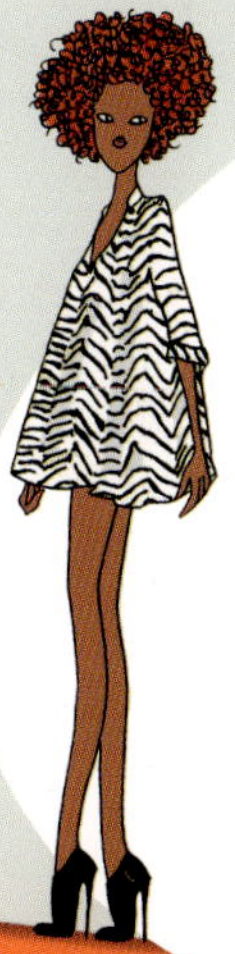

L'anecdote de Sonia

Black is beautiful !

Quand j'habitais encore chez mes parents en Bourgogne, une de mes voisines tenait absolument à éclaircir sa peau qu'elle trouvait trop noire (!) à son goût. Malgré les avertissements de maman, qui avait connu des Africaines ayant pratiqué ce genre de traitements que l'on dit de « beauté », elle tenta tout de même l'expérience. Au début, elle fut très contente de voir que sa peau pelait et que son teint s'éclaircissait. Mais au bout de quelque temps des taches apparurent sur son visage, qui devint de plus en plus sensible. Jusqu'au jour où il se mit à enfler ! Prise de panique et poussée par son entourage, elle prit rapidement rendez-vous chez le médecin. Le diagnostic tomba comme un couperet : elle avait développé un cancer de la peau. Je ne vous raconte pas cette triste histoire pour faire du sensationnel... Nous ne sommes plus dans les années 1950 et le monde de la mode dans lequel j'ai fait mes débuts porte aux nues cette beauté féline qui est la nôtre. Soyons fières de notre couleur, car, comme le dit le slogan des années 1960 : « Black is beautiful ! »

3/ Les rides

Nous, les femmes noires, avons un avantage sur toutes les autres : nous n'avons pas à passer des heures devant le miroir à traquer LA ride qui nous « défigure ». Quand les femmes à la peau claire pensent Botox, acide hyaluronique* et lifting, nous sommes plus tranquilles. Mieux protégées que les autres face au soleil, un facteur accélérateur du vieillissement, nous sommes préservées plus longtemps de cette angoisse. Toutefois, comme les autres femmes (et hommes), notre peau finit par s'affiner avec l'âge, plus ou moins vite selon les personnes, car le renouvellement cellulaire se fait plus lentement, la densité osseuse diminue naturellement après la cinquantaine et la forme du visage se modifie (avec parfois l'apparition de bajoues). On considère de façon générale qu'à partir de la trentaine, notre peau perd de son élasticité et se dessèche plus facilement. Et même si nous ne ressemblons pas à un pruneau, des rides d'expression de chaque côté du nez ou sur le front peuvent apparaître.

Comment vieillit notre peau ?

Le vieillissement cutané est influencé par le patrimoine génétique – si vos parents ont des rides plus ou moins jeunes, il y a des chances pour que vous suiviez le même chemin –, les carences hormonales (ménopause…), mais également par des causes extérieures : les expositions prolongées au soleil, l'absence de soins quotidiens, les agressions (pollution, climat, stress, tabac, alcool), le manque de sommeil, notre position sur l'oreiller, une mauvaise alimentation ou notre état de santé général. Le chauffage central et la climatisation qui assèchent l'atmosphère participent également au vieillissement cutané.

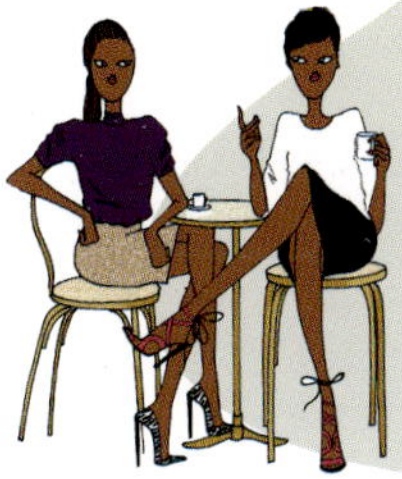

Le conseil de Sandrine et Sonia

Une bonne hygiène de vie

Boire son litre et demi d'eau par jour et avoir une bonne hygiène de vie sont la première des crèmes antirides. Tout est question de dosage, bien sûr. Rien n'empêche de faire la fête ou de boire un petit verre.

Et les traitements anti-vieillissement ?

Après trente ans, on peut difficilement y couper – ne serait-ce qu'en prévention, sans pourtant se tartiner compulsivement toute la journée. Appliquer sa crème deux fois par jour est le meilleur des soins, comme nous l'avons vu précédemment, sans oublier d'apposer un soin spécial pour le contour des yeux. Une crème va réhydrater la surface cutanée, lui rendre sa fraîcheur. Plus tard, la ménopause et son lot de bouleversements hormonaux sont des épreuves pour la peau, et des taches de sénilité peuvent apparaître. Il faut donc en premier lieu voir un spécialiste pour traiter les effets de la ménopause avant de s'orienter vers un traitement local.

Quels soins choisir ?

Avant tout, faisons la distinction entre les produits cosmétiques et dermatologiques. Les premiers sont vendus librement dans le commerce et ont une efficacité sur les couches supérieures de l'épiderme, les ridules, les rides d'expression et peuvent être utilisés en prévention de ces petites rides. Les produits dermatologiques, eux, sont accessibles sur prescription d'un dermatologue et concernent des problèmes précis (rides profondes…). Nous parlerons ici des cosmétiques.

Les crèmes à base d'acides de fruits AHA (alpha-hydroxy-acides)

Elles sont les plus connues. Elles sont efficaces sur les rides superficielles, sur la consistance et la douceur de la peau. Les peaux grasses, mixtes ou normales réagissent bien à ces crèmes. Exfoliantes, elles se débarrassent des cellules mortes de l'épiderme, hydratent et bénéficient d'un pouvoir lissant.

Cependant, attention aux peaux sèches et sensibles ! Ces crèmes sont parfois trop concentrées en acides de fruits et peuvent provoquer des irritations et même des allergies.

Mieux vaut alors se tourner vers des crèmes moins riches en AHA, plus adaptées à votre type de peau.

Nous avons testé

9 Le soin réhydratant éclat naturel de Mixa

À l'image du soin pour lèvres Mixa, cette crème hydratante est parfaite pour nous.

Elle nourrit et assouplit notre peau grâce au karité et au cacao mais surtout, ce qu'elle a d'exceptionnel c'est qu'elle équilibre et purifie grâce au pidolate de cuivre.

L'acide pidolique (qui compose le pidolate de cuivre) est présent en forte concentration dans le système intracellulaire retenant l'eau à l'intérieur de la peau, ce qui en fait un actif hydratant idéal mais aussi un excellent support organique pour les oligoéléments*, notamment le cuivre. Essentiel, le cuivre possède d'importantes propriétés antibactériennes* et une activité antiséborrhéique à long terme.

Ce soin présente un autre avantage que nous recherchons toutes : il permet d'unifier le teint grâce à ses acides de fruits aux vertus lissantes. L'actif sélectionné par Mixa est un concentré d'AHA obtenu à partir d'une association de fruits : citron, orange, canne à sucre, myrtille et érable. Il stimule le renouvellement cellulaire, favorisant donc la régénération de la couche cornée, mais il contribue également à l'exfoliation* des cellules mortes à la surface de la peau.

Résultat : notre teint est bien unifié !

Enfin, ce soin réhydratant dompte la brillance grâce à la silice matifiante. Douce pour la peau, cette poudre aide à absorber l'excès de sébum pour atténuer l'effet inesthétique de brillance. Les évaluations d'efficacité réalisées auprès d'un échantillon de femmes par la marque montrent d'ailleurs qu'au bout de 4 semaines, 98 % d'entre elles trouvent leur peau lumineuse, leur grain affiné et rééquilibré. À 92 %, elles considèrent que leur teint est homogène.

L'avis de Sandrine

Professionnelle depuis vingt ans dans la création de produits cosmétiques, j'ai félicité Mixa avant sa mise sur le marché car il répond en tout point à nos besoins. Les adolescents, filles et même garçons – comme mon petit-neveu ! –, peuvent l'utiliser et ça marche sur les dartres des enfants. Teint sublimé assuré !

L'avis de Sonia

En tant qu'égérie de Mixa, je suis fière de défendre cette gamme de soin. Je crois beaucoup en ses propriétés. Depuis que je suis toute petite ma mère me martèle la tête avec l'hydratation… et bien là, j'ai trouvé une crème vraiment adaptée à mes attentes. Elle hydrate, matifie et me donne bonne mine. Testez-la et vous m'en direz des nouvelles !

Les crèmes à base d'antioxydants*

Elles sont recommandées pour les peaux fines. On trouve dedans des vitamines A, C, E, des oligo-éléments (zinc, sélénium, silicium), des végétaux (thé vert, raisin), des algues. Leur priorité est de lutter contre les radicaux libres (on les appelle anti-radicaux libres) – ces molécules qui causent des dommages à notre peau (pollution) – et de redonner du relief à la peau.

Les traitements esthétiques médicaux contre les rides et les taches

L'acide hyaluronique

En vieillissant, notre peau change, même si nous avons un avantage par rapport à la peau blanche. Le collagène et les fibres élastiques se dégradent, la qualité de l'acide hyaluronique naturellement présent dans notre corps, dont le rôle est de retenir l'eau dans les tissus, se détériore. La peau perd son élasticité, devient rugueuse et sèche. Quand les crèmes cosmétiques agissent sur la surface de la peau, il y a désormais des traitements qui agissent de l'intérieur.

La mésothérapie pour une revitalisation des tissus

La mésothérapie est une technique de revitalisation par divers acides hyaluroniques, faiblement réticulés ou non réticulés, et vitamines, qui permet par de multiples injections d'obtenir un effet tonique sur votre peau, une réelle hydratation et une régénération cellulaire notable. Le protocole pour l'obtention d'un résultat optimal est d'une séance mensuelle pendant 3 à 4 mois consécutifs puis un entretien avec une séance tous les 4 mois.

L'avis de Sandrine

J'ai testé la mésothérapie et j'adore. Je conseille vivement aux femmes à partir de 40 ans qui veulent une peau éclatante et hydratée tout l'hiver, de faire la première séance dès le mois de novembre.

Le comblement des rides profondes

Un traitement à base d'acide hyaluronique peut aussi être utilisé pour combler les rides d'expression très souvent situées au niveau des sillons nasogéniens qui nous donne mauvaise mine et un air triste. Après un examen approfondi, votre dermatologue ou votre médecin esthétique pourra vous prescrire ce produit qui fixe l'eau à l'endroit injecté. Le résultat est immédiat et la durée est de 8 à 12 mois.
L'avantage : l'acide hyaluronique est une matière présente naturellement dans le derme* mais que nous perdons au fil des années, donc aucun risque d'allergie.

Le peeling superficiel

Un peeling est un acte médical, qui va être effectué par un dermatologue. Après un examen de la peau, celui-ci vous orientera vers le peeling le plus adapté à votre problème. Un peeling chimique consiste à appliquer une solution exfoliante sur le visage, le cou et le décolleté pour améliorer l'aspect de la peau en éliminant de façon contrôlée les couches supérieures de l'épiderme.

Objectif : stimuler le renouvellement cellulaire pour rénover la peau en surface et en profondeur.
Sa finalité est de traiter les taches et anomalies pigmentaires, l'acné, le teint terne et brouillé, les rides et ridules, les irrégularités de surface, la perte d'élasticité.
Il s'agit d'un traitement dermatologique courant et sûr, dont les bénéfices sont connus depuis l'Antiquité. Souvenez-vous des bains de lait d'ânesse de Cléopâtre qui rendaient sa peau plus douce sous l'effet de l'acide lactique ! Trois à cinq séances sont recommandées pour des résultats progressifs et visibles. Et pas besoin de mettre en berne sa vie sociale pour suivre ce traitement ! En général, on utilise des acides de fruits, en particulier l'acide glycolique qui pénètre facilement dans l'épiderme. Le teint est plus lumineux, homogène. La peau est lisse et nette. Les pores resserrés et le grain de peau affiné.

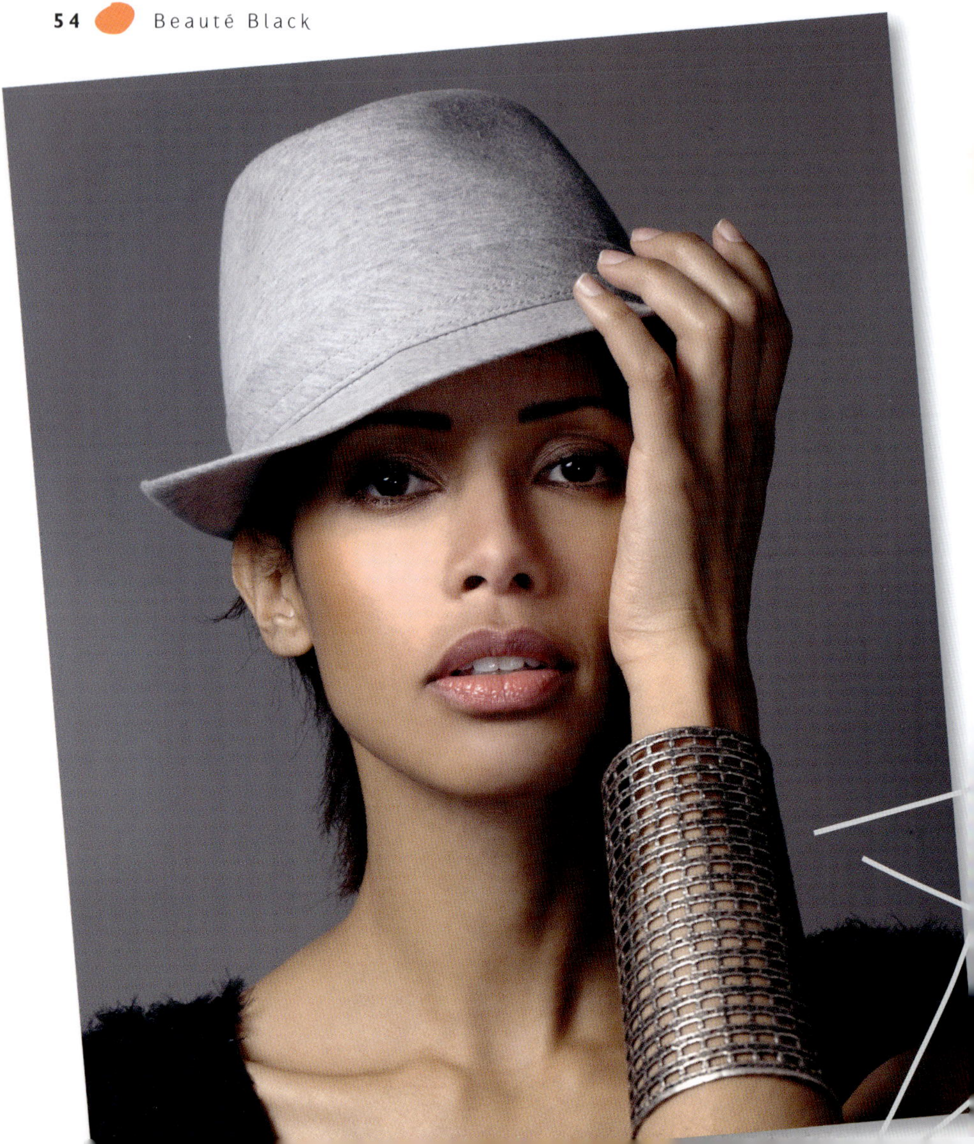

D. Le make-up

Le maquillage, qu'il soit insoupçonnable ou éclatant, met en valeur nos atouts naturels. Toutes petites déjà, nous jouons devant le miroir avec le rouge à lèvres, le mascara, les pinceaux de nos mamans. Plus grandes, nous copions le maquillage et le look des stars. Pour certaines, il est aussi l'expression de ce que nous voulons être. On peut se sentir toute nue sans un trait d'eye-liner pour soutenir le regard !

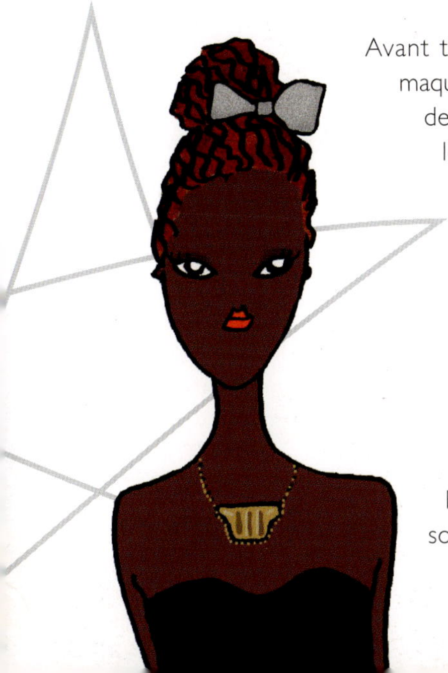

Avant tout, il faut savoir que le secret d'un maquillage réussi, c'est le teint. Les techniques de maquillage pour les peaux noires sont les mêmes que pour les peaux caucasiennes. Seules les textures et les couleurs font la différence. Ce n'est pas pour rien que nous vous conseillons de prendre soin de votre peau. Au préalable, elle doit être impeccable, propre et hydratée, grâce à un gommage régulier, qui permet d'affiner le grain de peau en éliminant les cellules mortes, et à l'application d'une crème hydratante. Une fois que c'est fait, sortons nos pinceaux.

La trousse idéale

Pour réussir votre maquillage, il vous faut, comme en cuisine, de bons outils :
– une base ou une crème matifiante
– un anticerne fluide
– un fond de teint mat qui soit proche de votre carnation
– une poudre libre transparente ou translucide
– un blush*
– un pinceau à fond de teint* ou une gommette (éponge à fond de teint)
– une houppette* et un gros pinceau pour la poudre libre
– un pinceau de taille moyenne à bout rond pour le blush
– des pinceaux de tailles différentes pour les fards à paupières, dont un biseauté*
– une pince à épiler
– un goupillon* (brosse à sourcils)
Pour le reste (crayons pour les yeux, crayons à lèvres, eye-liner, mascara, fard à paupières, rouge à lèvres, etc.), le choix se fait selon vos goûts ou vos attentes.

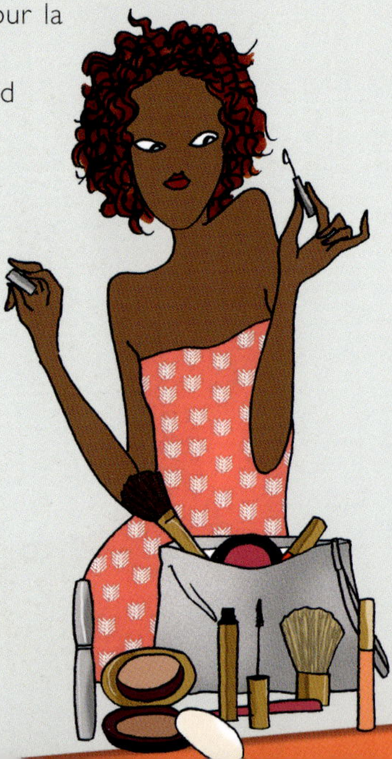

Le truc de Sonia

Même si j'oublie ma trousse de maquillage à la maison, j'ai toujours dans mon sac mes indispensables : un crayon à sourcils, un mascara, un anticerne, et **un gloss naturel**.

Cerner les cernes !

Petite nuit, stress ou hasard de la génétique… Voilà que de larges marques violacées nous barrent le visage. Choisissez un anticerne fluide et appliquez-le sans l'étirer sous les yeux. Tapotez seulement pour le faire pénétrer. L'astuce pour ne pas se retrouver avec des peintures de guerre, c'est de diluer l'anticerne dans votre fond de teint habituel, afin d'obtenir une nuance proche de votre propre carnation. De façon générale, choisissez un anticerne légèrement plus clair que votre fond de teint. Il se mélangera mieux.

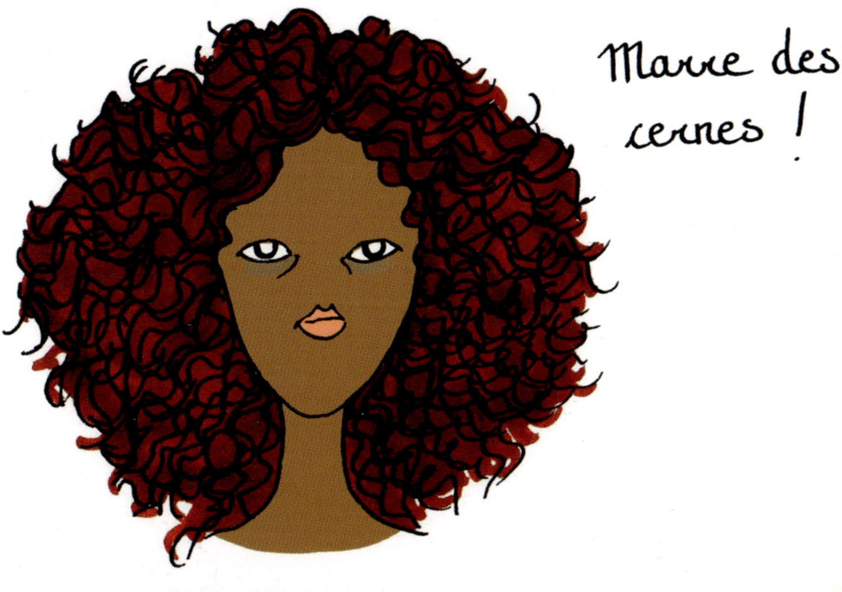

1/ T'as un beau teint, tu sais !

Au risque de nous répéter, un fond de teint ne s'applique que sur une peau propre et hydratée. Après votre lotion démaquillante, utilisez une crème de jour mate ou une base de pré-maquillage.

Choisir son fond de teint

Les peaux les plus sombres se tourneront plutôt vers des teintes contenant du carmin, du lie-de-vin, du rouge foncé, du thyrien foncé, du muscat ou des couleurs orangées, des jaunes orangés. Pour les peaux tirant sur un marron aux reflets cendrés, n'utilisez pas de poudre marron ou trop claire qui donnerait un aspect farineux à votre peau et préférez des teintes cuivrées. Les carnations claires sont souvent teintées de jaune. Bannissez les fonds de teint orangés, ceux-ci devront plutôt contenir du rouge et du rose pour conserver la luminosité naturelle de la peau. Pour les peaux cuivrées qu'elles soient claires ou pas, on préférera les tons châtaigne.

Appliquer une base mate

Notre couleur de peau varie selon les saisons. L'hiver, votre fond de teint doit donc être un peu plus couvrant. Vous choisirez deux teintes proches de votre carnation, une foncée que vous appliquerez sur tout

le visage et une légèrement plus claire, afin de recréer de la lumière sur quelques zones stratégiques de votre visage : l'arête du nez, les pommettes, le bas du front, le creux du menton. L'extérieur du visage étant plus sombre que l'intérieur, l'idée est d'unifier le teint en corrigeant les petites imperfections, tout en respectant les nuances.
L'été, notre peau est plus jolie grâce à l'ensoleillement. De façon générale, on peut y aller tout en légèreté par rapport au maquillage. Un fond de teint poudre ou une crème teintée suffiront.

Appliquez votre base avec un pinceau spécial, si vous souhaitez travailler en transparence et avoir un résultat naturel. Pour un résultat plus couvrant, utilisez une gommette*, c'est-à-dire une éponge à fond de teint. Humidifiez votre gommette, ce qui permet un étalage uniforme et précis du produit sur l'ensemble du visage. N'oubliez pas les oreilles et le cou !
Même si vous avez un petit bouton disgracieux que vous souhaitez absolument cacher, évitez de constituer des « amas » de fond de teint. Ça se voit !

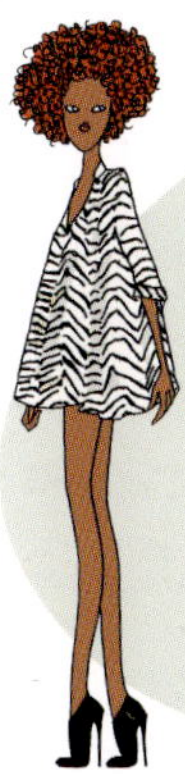

Le conseil de Sonia

Pour trouver la teinte qui soit proche de votre carnation, appliquez une pointe de fond de teint sur une partie peu exposée de votre visage et regardez à la lumière du jour. J'insiste sur ce point car les néons des magasins sont souvent trompeurs. Attention, si vous choisissez votre produit trop clair, votre visage prendra des reflets gris ! Trop foncé, un fond de teint vous vieillira. Attendez-vous à devoir mélanger plusieurs produits pour trouver le vôtre. Côté texture, je préfère personnellement les fluides matifiants, idéaux pour les peaux qui brillent.

Et si je n'aime pas le fond de teint ?

Pour celles qui ne voient aucune utilité à mettre du fond de teint, nous vous conseillons quand même de recourir à une base de teint un peu orangée, suivie d'une poudre libre foncée et mate, pour fixer le maquillage. Un effet « bonne mine » assuré, surtout l'hiver ou notre teint vire au grisâtre.

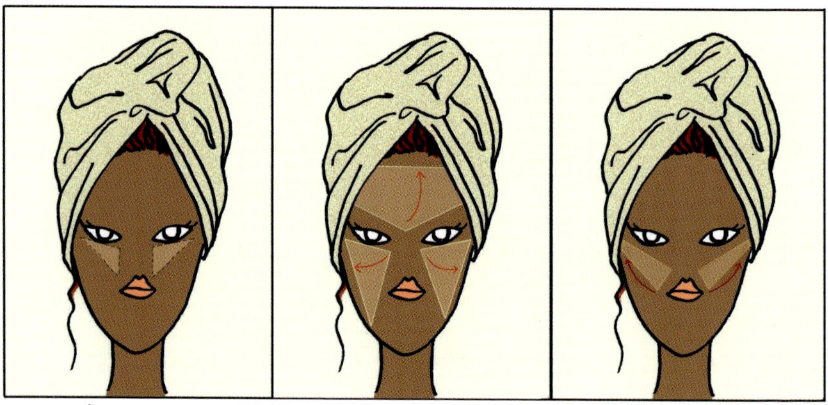

étape 1
anticerne

étape 2
fond de teint

étape 3
le blush

Éliminer les brillances

La poudre libre est indispensable pour fixer le maquillage et enlever toute brillance ou trace de gras (que laisse parfois le fond de teint). On l'applique avec la houppette. Commencez sous les yeux vers l'extérieur en appuyant légèrement la houppette sur votre visage, comme pour y déposer simplement la matière. Ensuite, attaquez le reste du visage toujours avec la même technique. S'il y a trop de matière, retirez le surplus en balayant délicatement le tout avec un gros pinceau.

Petit coup de blush…

Le blush doit dessiner les pommettes et donner bonne mine ! Il s'applique de la naissance de votre pommette (près du nez) à la racine des cheveux près des oreilles. La technique : souriez et laissez-vous guider par le dessin de votre pommette ! Prenez un tout petit peu de poudre avec votre pinceau et étendez avec des gestes larges. Privilégiez les fards gras qui se fondent parfaitement au fond de teint et sont faciles à étirer et à corriger en cas de ratage. Si vous préférez le blush en poudre, gardez à l'esprit que votre main doit être plus légère qu'avec les fards gras. Déchargez votre pinceau sur le dos de votre main avant de poser la couleur sur vos pommettes. Vous aurez ainsi une coloration plus progressive.

2/ Un regard sublimé

Les sourcils Les sourcils équilibrent le visage et lui donnent toute son expression. Certaines les préfèrent archi-fins ; d'autres, en broussaille. S'ils sont trop fins, votre regard perd de sa force, trop épais, ils peuvent l'éteindre. Attention, dosage subtil…

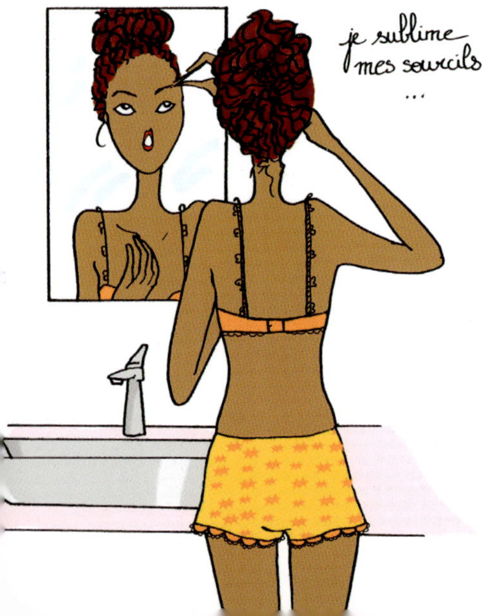

Dégager la ligne du sourcil

De façon générale, disons qu'il vaut mieux en enlever moins que trop, pour éviter tout dégât irréversible. Au mieux, laissez une esthéticienne se charger de les dessiner pour la première fois. Si vous devez les épiler vous-même, sachez seulement qu'il ne faut pas toucher à la partie supérieure du sourcil. Brossez-les avec le goupillon de façon à rendre évidente la ligne du sourcil et épilez sous l'arcade. Puis, enlevez le « loup-garou », au milieu des deux sourcils. Pour savoir où commence votre sourcil, prenez un crayon et placez-le verticalement au niveau de l'aile du nez et du coin interne de l'œil. Ensuite, posez votre crayon en diagonale de l'aile du nez au coin externe de votre œil. Tout ce qui dépasse de votre sourcil vers la tempe, doit être épilé. Voilà, c'est facile !

Le dessin au crayon

Pourquoi utiliser un crayon à sourcils ? Il est bien pratique pour rattraper une épilation inadéquate ou pour uniformiser le sourcil dont la densité est variable. Choisissez un crayon à la mine fine et grasse et dont la couleur se rapproche le plus possible de celle de vos sourcils. Dans le sens du poil, comblez les petits trous sans chercher à tracer un trait continu. Enfin, coiffez vos sourcils avec le goupillon. Effet naturel assuré !

Puis-je me raser les sourcils ?

Comme dirait Amy Winehouse : « no, no, no ! » Il est vrai que certaines d'entre nous dont les sourcils frisent, se simplifient la vie en les rasant complètement avant de les redessiner au crayon. Petit problème : ils risquent de repousser plus drus. Par ailleurs, à moins d'être un Picasso du maquillage, il est toujours difficile de se « redessiner » une expression de visage sans point de repère. Mieux vaut brosser votre sourcil dans le sens de la pousse pour le placer. Un peu de laque sur la brosse disciplinera le sourcil !

Les yeux

Pas facile de savoir quelle couleur sera appropriée à la femme noire ! Les métissages sont si nombreux qu'ils rendent la tâche ardue mais passionnante ! Vos choix sont illimités ! En journée, choisissez des tons chauds et naturels, qui se marient bien avec nos carnations. En revanche, pour que votre make-up soit bien équilibré, vous devez choisir ce qui sera mis en valeur : soit les yeux, soit la bouche, mais pas les deux en même temps. Les stars ne partagent pas leur place ! Si les yeux sont très maquillés, on optera pour un rouge à lèvres le plus naturel possible et vice et versa.

Baliser le secteur

Avant d'appliquer les fards à paupières, déposez une quantité assez importante de poudre libre transparente sous vos yeux, juste au-dessus des pommettes, afin de protéger votre visage – vous venez de poser votre fond de teint – d'éventuels pigments qui tomberaient pendant le maquillage de vos paupières. Vous balayerez le tout à la fin de cette étape à l'aide du gros pinceau. Vous pouvez également vous servir d'un mouchoir en papier que vous placerez juste en dessous de l'œil.

Réussir son dégradé

On va toujours chercher à agrandir, allonger et illuminer le regard. Dans l'ordre, commencez par les tons les plus clairs pour ajouter ensuite les tons foncés. Vous pouvez choisir autant de couleurs que vous voulez du moment que vous ne « plaquez » pas chaque fard l'un à côté de l'autre. Travaillez la paupière pour que les couleurs se fondent les unes dans les autres. Sinon, effet arc-en-ciel garanti !

Appliquez le fard le plus clair sur l'arcade jusqu'au sourcil pour attirer la lumière, puis sur la paupière mobile, en partant du coin interne de l'œil et en étirant vers l'extérieur. Le pli de votre paupière, que les maquilleurs professionnels appellent aussi « la banane », se dessine naturellement. Cette première étape permet à vos yeux de prendre du relief, ce qui vous donnera des points de repère pour poser les couleurs suivantes selon l'effet que vous voulez obtenir. Par la suite, le haut de l'arcade, juste en dessous du sourcil et le coin interne de l'œil resteront clairs pour illuminer le regard.

Dans votre tête, divisez votre œil en trois parties : le coin interne, le milieu et le coin externe. Dans le coin interne, le premier tiers de votre paupière reste clair. Ensuite, posez une couleur intermédiaire sur les deux tiers restants de la paupière en allant de l'intérieur jusqu'au coin externe, sans oublier de redessiner la fameuse « banane ». Votre regard s'agrandit !

Enfin, pour donner de la puissance à vos yeux, appliquez la dernière couleur, la plus foncée de préférence avec un pinceau biseauté, choisi pour la finesse de son tracé. On pose d'abord le fard, comme un trait d'eye-liner, de l'extérieur vers l'intérieur. Procédez par touches le long de la frange des cils en faisant un trait un peu plus épais sur le coin externe. Dégradez ce fard foncé en l'étirant vers la tempe.

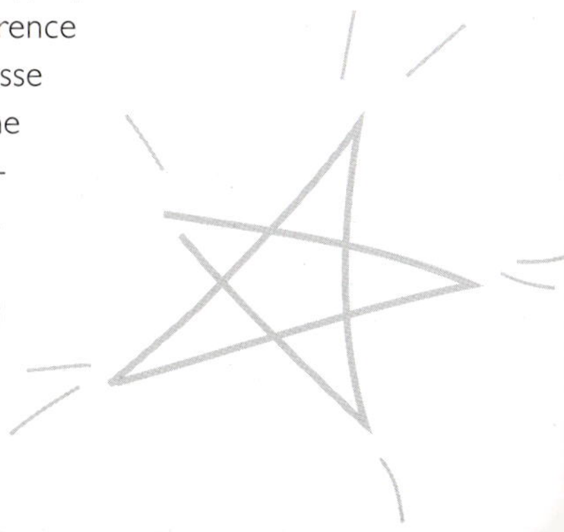

Des cils longs, longs, longs !

Il ne reste plus qu'à mettre généreusement du mascara brun foncé ou noir, de la racine aux pointes, en évitant de faire des paquets.

Petit truc anti-paquets : après avoir posé le mascara en dessous et au-dessus des cils, avec le goupillon sec et propre, on les retravaille pour bien les séparer !

À chaque œil, sa forme...

- Si vous avez les yeux tombants, allégez le coin externe de l'œil en étirant au maximum la couleur la plus foncée vers le haut et l'extérieur.
- Si vos yeux sont petits, vous commencerez le dégradé de couleurs le plus possible vers le coin externe de l'œil pour étirer le regard.
- Si vos yeux sont grands, c'est la couleur intermédiaire qui dominera sur le bombé de l'œil afin d'éviter l'effet globuleux.

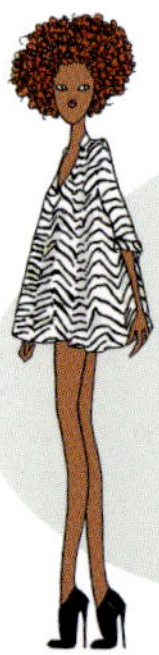

L'avis de Sonia

Pour choisir un fard,

il n'y a rien d'autre à faire que l'essayer. Personnellement, je trouve que ce qui est fluo, vif, ne me va pas. Je préfère un bleu nuit à une teinte électrique et je ne suis pas adepte du jaune ni du vert. Après, il n'y a pas de règle, chacun fait ce qui lui plaît !

3/ La bouche

Vos lèvres doivent être bien hydratées et lisses. Un zeste de crème hydratante et la voilà, votre bouche prête à être maquillée.
Pour des lèvres discrètes et translucides, un contour des lèvres naturel suffit à mettre en valeur un gloss seul. Si c'est un rouge à lèvres que vous utilisez, un crayon de la même couleur sera approprié. Le crayon à lèvres vous permet de corriger la ligne de vos lèvres, de cacher les petits défauts. Faites particulièrement attention à la façon dont vous soulignez les contours. Les traits droits et très foncés, comme tirés à la règle durcissent le visage. Un tracé fin – et donc un crayon bien taillé – vous évitera l'effet bouche de clown.
Partez toujours du centre de la lèvre supérieure vers le coin externe. Dégradez le trait de crayon vers l'intérieur de la lèvre pour un résultat plus naturel. Faites la même chose pour la lèvre inférieure. Une fois vos contours définis, reste à « colorier » vos lèvres. Avec un pinceau, vous obtiendrez un résultat parfait.
Nous, les femmes noires, trouvons souvent notre bouche trop charnue. Pour la rectifier, trichez en dessinant à l'aide d'un crayon plus foncé un trait à l'intérieur des lèvres avant d'appliquer votre rouge. Pour obtenir l'effet inverse, un trait de crayon plus clair et une touche de brillant au centre des lèvres les rendront plus pulpeuses.

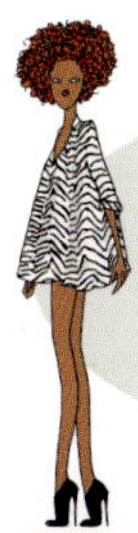

Le conseil de Sonia

Si vos lèvres sont bicolores,
unifiez l'ensemble de la bouche avec le fond de teint. Redessinez le contour et appliquez votre rouge à lèvres.

4/ Un maquillage du soir

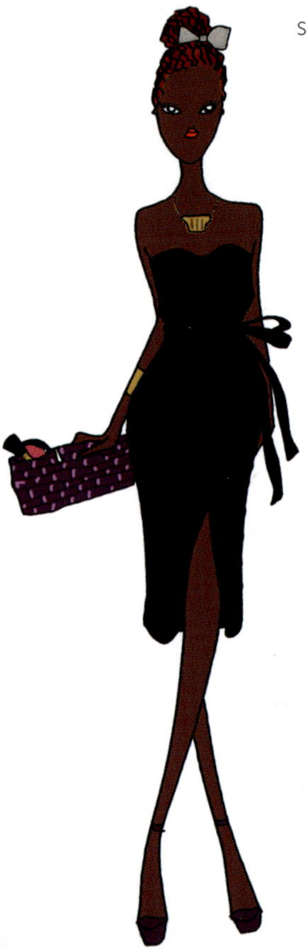

La technique reste la même que pour un maquillage de jour. Tout se joue dans le choix des matières et des textures. Le soir, on privilégiera des matières irisées et des teintes plus foncées. On peut se laisser aller à des couleurs flashy, des paillettes, et même se faire un make-up « smoky ». Pour cela, toutes les teintes qu'on appelle des « faux noirs » (prune, vert sombre…) sont parfaites. Appliquez le fard clair sur l'arcade. Le fard foncé – posé en eye-liner dans la journée – s'utilise le soir sur toute la paupière mobile, en le dégradant jusqu'à la « banane ». Pas plus haut ! En ras de cils et même dans l'œil, on utilisera un khôl noir. Le mascara se veut généreux. Tartinez à loisir !

Pour éviter les mauvaises surprises – du genre œil de panda –, on va d'abord utiliser un fards à paupière crème qui va faciliter le dégradé. En appliquant un fard sec sur l'ensemble de la paupière mobile, on intensifie la couleur du maquillage. Plus on se rapproche de la frange des cils, plus on intensifie la couleur !

Le maquillage permanent

Attention à bien réfléchir avant de prendre cette décision, car on le rappelle, le maquillage est permanent et donc difficile à estomper. Il permet de tracer des sourcils, mais aussi de rectifier une bouche, d'imiter un trait d'eye-liner ou de créer un grain de beauté. Un vrai outil pour les paresseuses ! Le maquillage permanent est un tatouage. L'encre est introduite dans l'épiderme avec une aiguille très fine. Moins profond que le tatouage que nous connaissons, il demande à être retravaillé avec le temps. Il permet d'être maquillée sans avoir recours au maquillage classique pendant un à cinq ans, selon les personnes. Seul hic, si c'est raté, impossible de l'effacer avec un simple coton enduit de démaquillant… Un petit conseil si vous optez pour cette solution en ce qui concerne les sourcils, choisissez un brun foncé à la place du noir qui durcit considérablement le visage.

Les gestes simples de Sonia

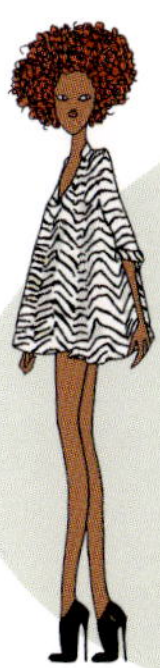

Important :

Même si vous êtes épuisée, pensez à vous démaquiller. Il faut que votre peau respire ! À l'aide d'un coton, passez un démaquillant, adapté à votre peau sur l'ensemble de votre visage sans oublier votre cou. Idem pour les yeux avec une lotion spécifique. Rincez votre visage à l'eau claire. Passez un coton imbibé d'eau micellaire sur l'ensemble de votre visage ; en plus de vous laisser une peau nette, il la réhydrate et lui redonne une souplesse ! Appliquez votre crème de nuit et au dodo !

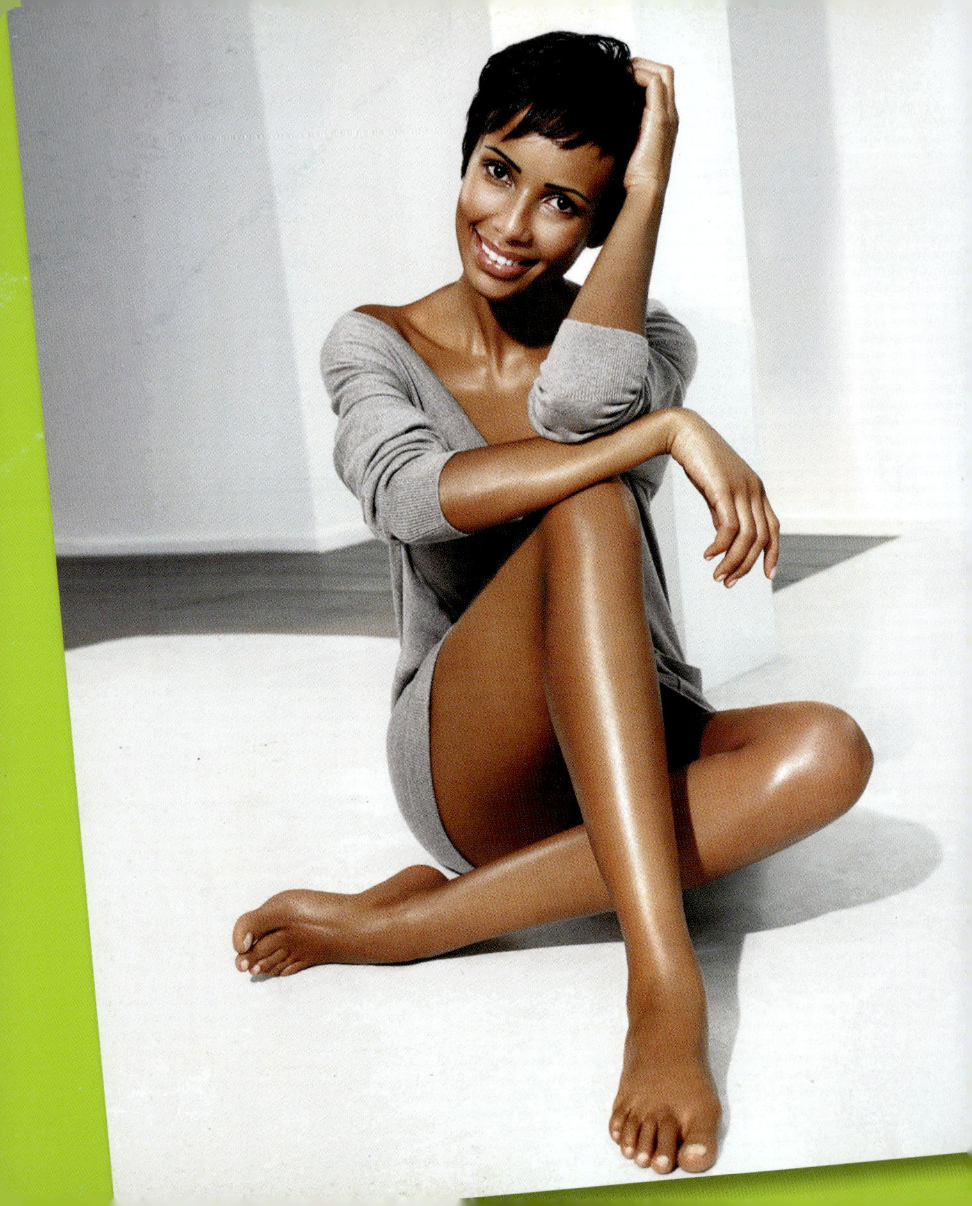

Chapitre 2

Le corps

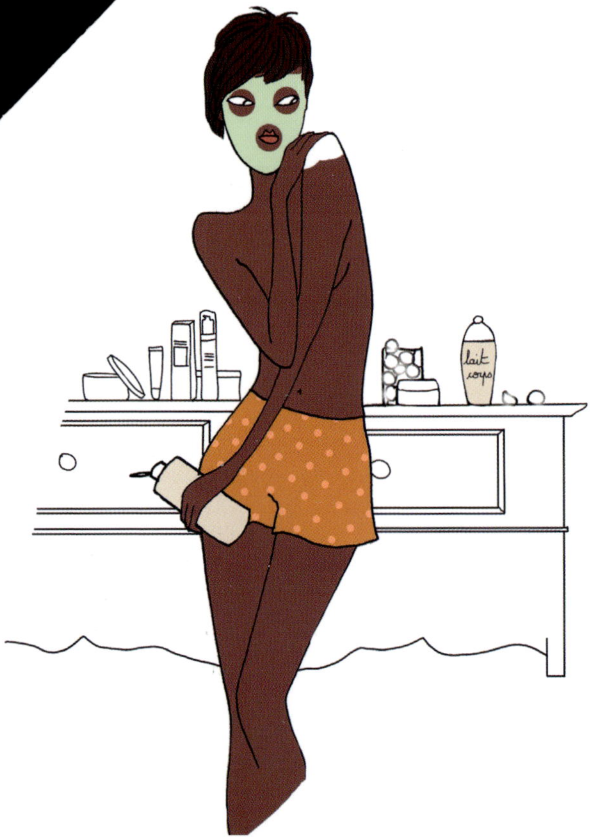
lait corps

Introduction

Nous avons naturellement tendance à accorder moins d'attention à notre corps qu'à notre visage. On zappe l'application du lait corporel, mais pas le mascara ! Parce que le visage est la partie de notre corps la plus exposée au regard d'autrui. Et pourtant… Si la peau du corps est plus épaisse, elle connaît également des zones grasses et des zones sèches. Elle est beaucoup moins riche en glandes sébacées et ces dernières sont réparties de façon inégale. Ces glandes sont concentrées sur les épaules, le dos, la poitrine. Même résultat que sur notre visage : notre peau peut présenter boutons, points noirs et pores dilatés. Les coudes, les mains, les talons et les genoux en sont totalement dépourvus et sont donc des zones très sèches qu'il faut abondamment hydrater. Sur les avant-bras, les hanches et les cuisses, la peau a tendance à peler en raison de la faible teneur en lipides de la couche cornée. Avec le temps, les parties supérieures de l'épiderme se déshydratent. Ça tiraille, ça démange… Pas très agréable ! Une raison de plus de se chouchouter. Et souvenez-vous : plus on hydrate, moins on a de vergetures* !

A. La toilette

1/ La douche tonique

Elle est source de bien-être. Le soir, elle nous procure un moment de détente, mais c'est le matin qu'elle trouve sa plus grande utilité. Elle agit comme un coup de fouet au réveil et stimule l'appareil digestif si elle est prise juste avant le petit déjeuner. Et c'est tout une technique ! Commencez par mouiller votre cou avec de l'eau chaude, puis la poitrine et le ventre. Effectuez des massages circulaires avec le pommeau. Finissez avec les pieds. Progressivement, augmentez l'arrivée d'eau froide. Terminez par une douche vivifiante à l'eau froide, des pieds à la tête (et pas le contraire !) pour activer la circulation sanguine. Un conseil, ne restez pas plus de dix minutes sous la douche, afin de ne pas dessécher votre épiderme.

Comme pour le visage, utilisez un dermopain ou un gel douche sans savon adapté à votre type de peau et que vous trouverez en pharmacie ou en grande surface. Ils moussent peu, mais aident à reconstituer le film hydrolipidique naturel de la peau et respectent les peaux fragiles. Tout ce qui constitue un détergent doit être proscrit. La peau cartonnée n'est pas ce qu'il y a de plus agréable à porter !

Avec ou sans filet ?

Incontestablement, sans ! S'ils présentent l'avantage de lisser la peau et de mousser au contact du savon, ils sont trop abrasifs (tout comme le gant de crin) pour un usage quotidien et peuvent avoir un effet irritant pour les peaux les plus sensibles. Ajoutez à cela l'eau calcaire, le frottement des vêtements, le froid… Utilisez-les avec parcimonie et n'oubliez pas après votre douche d'appliquer votre lait corporel !

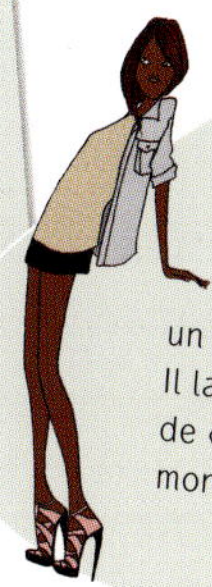

Le conseil de Sandrine

J'utilise très souvent un gel douche exfoliant très doux. Il laisse la peau satinée et j'ai moins de « travail » ensuite, lors de mon gommage hebdomadaire.

2/ Le bain relax

Rien de tel qu'un bon bain pour se détendre et oublier les petites contrariétés, en particulier après une longue journée de travail ! Pas question pour autant de mariner des heures. Vingt minutes de « trempouille » dans une eau à 37 °C sont largement suffisantes. En abuser revient à affaiblir la couche cornée. D'autant que la peau gorgée d'eau est plus fragile et perméable aux bactéries. Enfin, vous en ressortiez fripée comme un pruneau.

N'hésitez pas à ajouter des sels de bain dans votre baignoire. Ils sont constitués de principes relaxants et hydratants et neutralisent le calcaire de l'eau. Petite astuce économique pour femme pressée : une poignée de sel de mer non raffiné en guise de sels de bain et hop, le tour est joué ! En ce qui concerne les huiles végétales et les gels moussants, les peaux sensibles préféreront les produits hypoallergéniques* non parfumés. Attention, les bains moussants contiennent souvent des détergents et ne conviennent pas aux peaux sèches !
Au sortir de la douche, ne laissez pas l'eau s'évaporer, toujours en raison de son effet desséchant. Tamponnez-vous sans frotter si vous avez pris un bain, essuyez sans appuyer après une douche. Séchez particulièrement votre peau sous les seins, entre les doigts de pied, à l'entrejambe. Ce sont les zones qui transpirent le plus, ce qui favorise l'apparition de bactéries. Ensuite, vous pouvez appliquer une crème hydratante. Petite exception : votre peau peut être légèrement humide si vous passez une huile !

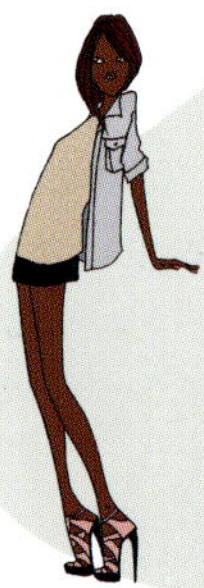

Le conseil de Sandrine

une petite cuillère

de bicarbonate dans l'eau du bain neutralise le calcaire et adoucit votre peau en rétablissant son taux d'acidité naturel. Pour le même effet, vous pouvez aussi utiliser le vinaigre de cidre : un verre de 20 cl de vinaigre dans l'eau de votre bain et votre peau est douce, douce !

B. Gommage et autres douceurs orientales

N'avez-vous jamais remarqué, après une douche bien chaude ou un bain, ces petites particules de peau qui se détachent de votre corps en frottant simplement avec le doigt?
C'est le signe que notre peau a besoin de respirer. Notre corps requiert un gel douche gommant très doux chaque jour, puis un gommage hebdomadaire si nous desquamons beaucoup, bimensuel si notre peau est plus sensible. Le gommage est la réponse à presque tout. Il lisse notre peau, la rend veloutée, satinée, douce. Par ailleurs, les frictions sur le corps drainent les toxines et atténuent l'effet peau d'orange que nous connaissons toutes avec la cellulite. Enfin, un jour avant épilation, le gommage permet de faire sortir les poils qui poussent sous la peau, pour une épilation plus efficace. Bref, le gommage est IN-DIS-PEN-SABLE.

Quel outil choisir... ?

Il faut dissocier le gommage quotidien et léger que vous pouvez effectuer dans votre douche du gommage profond que l'on pratique de façon hebdomadaire.

La brosse en soie naturelle est indispensable pour votre douche quotidienne. Une goutte de votre gel ou savon habituel et il vous suffit de frotter doucement en évitant les parties intimes. Pour un usage quotidien, vous pouvez également choisir les gants en sisal (qui est une plante fibreuse) que l'on humidifie, mais que l'on peut utiliser secs pour le gommage hebdomadaire.

Pour un gommage plus profond, il existe aussi des éponges végétales comme le luffa, un concombre un peu rêche qui peut s'utiliser avec des savons exfoliants. Les éponges d'origine animale – ce sont des squelettes d'animaux séchés – sont particulièrement adaptées aux peaux sensibles et aux zones délicates du corps. Très dures à l'état naturel, elles deviennent douces lorsqu'on les mouille. Le gant de crin, très connu, est trop abrasif et irritant pour notre peau.

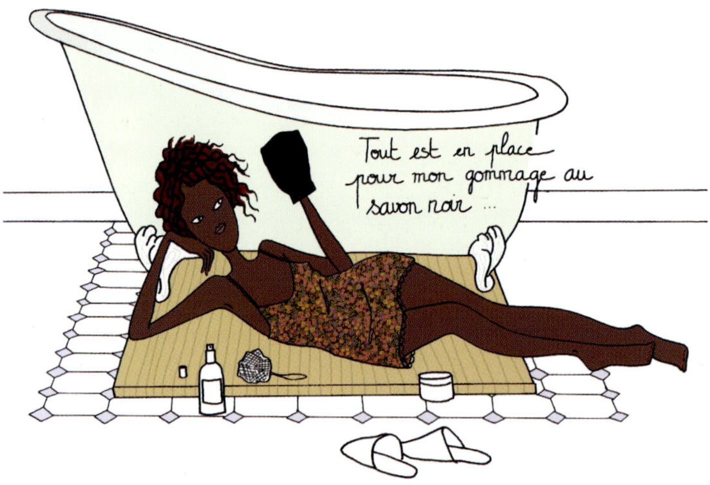
Tout est en place pour mon gommage au savon noir …

De façon générale, choisissez les matières naturelles pour ce type d'accessoires, car elles meurtrissent moins la peau que le synthétique. Nettoyez et séchez bien vos ustensiles entre deux utilisations.
Quant à la technique employée, il suffit de se frotter avec une éponge exfoliante sur une peau humide, puis de se rincer à grande eau.
Enfin, pour les amateurs de senteurs et de textures, il existe des crèmes et des gels gommants, des gommages au sucre, mais notre chouchou, c'est le savon noir, un exfoliant végétal très puissant dont nous vous parlons ci-dessous, qui convient à toutes les peaux.

1/ Le savon noir : un hammam à la maison

Le gommage au savon noir active la régénération des cellules en chassant les toxines et en procurant une peau satinée. C'est un mélange d'huile d'olive, d'olives noires broyées et macérées et de potasse. Il se présente sous la forme d'une pâte souple de couleur brune.
On l'utilise dans les hammam, mais on peut également en trouver dans certaines parfumeries et le faire à la maison.
Appliquez le savon noir sur une peau ramollie par la chaleur d'un bain chez soi ou la vapeur au hammam. Enduisez-vous en vous massant jusqu'à ce qu'une petite mousse blanche se forme, puis laissez poser quelques minutes. Rincez à grande eau chaude.
Frottez vigoureusement et en répétition tout votre corps avec le gant kessa*, en évitant les zones sensibles comme la bouche, les yeux, etc.

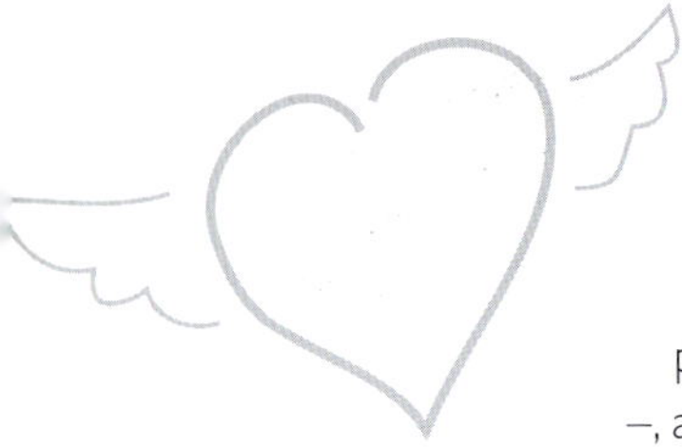

Massez en partant du bas du corps et en remontant vers le cœur. Les jambes, les fesses, le ventre, les bras. Insistez sur les parties qui desquament ou dont la peau est plus épaisse – les genoux, les coudes, les talons –, afin de faire place nette. Vous verrez petit à petit les cellules mortes se décoller. Elles apparaissent sous forme de « minivermicelles » noirs ! Le résultat est spectaculaire. Je conseille un gommage intégral 2 fois par mois.

Parfois la peau laisse une sensation d'échauffement. Il est indispensable de bien l'hydrater après ce soin. Les crèmes riches en beurre de karité sont parfaites. En revanche, vous pouvez suivre la tradition des Orientales qui utilisent généralement de l'huile d'argan ou d'amande douce. Parfois même de l'huile d'olive !

2/ Le masque au rhassoul

Pour compléter votre soin au savon noir, avant de vous hydrater, faites un enveloppement au rhassoul, une argile minérale naturelle. Ce soin convient parfaitement aux peaux et aux cheveux secs. Il s'achète dans les magasins bio ou les boutiques orientales. Pour la petite histoire, le rhassoul est utilisé par les femmes orientales pour leurs soins capillaires et corporels. Il est extrait des seuls gisements connus dans le monde, situés en bordure du Moyen Atlas, au Maroc. Il est 100 % écologique, car il ne contient ni tensioactifs ni aucun autre composant polluant. Il s'achète sous forme de poudre ou de morceau solide. J'éviterai la pâte « toute faite », car on ne connaît jamais vraiment sa consistance.

Mettez dans un bol la poudre ou les morceaux de rhassoul, puis versez de l'eau tiède (une fois et demie la quantité de rhassoul). Mélangez jusqu'à obtenir une matière fluide, voire crémeuse. Pour les peaux sèches, vous pouvez ajouter à votre préparation de l'huile d'amande douce ou d'olive. De l'huile d'argan si votre porte-monnaie vous le permet.
Appliquez sur votre visage et laissez poser 10 à 15 minutes. Le masque devient sec, il suffit de le retirer à l'eau claire comme un masque traditionnel.
Pour les cheveux et le corps, vous pouvez ajouter de la fleur d'oranger ou de l'eau de rose.
Laissez poser 15 minutes et rincez-vous abondamment.

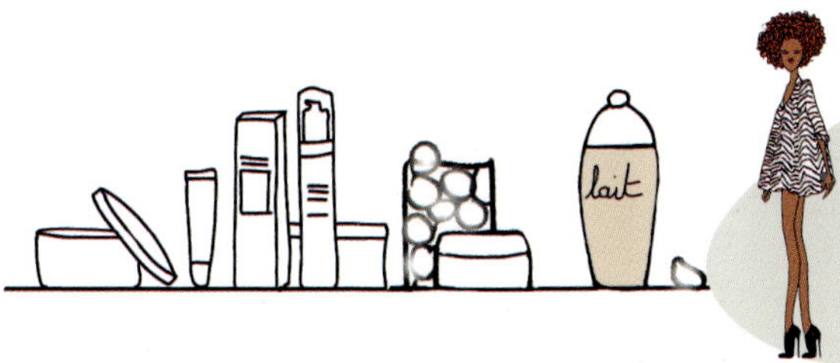

Petit conseil de Sonia

si vous pouvez vous offrir un gommage à l'orientale dans un hammam, n'hésitez pas, c'est un délice ! Vous m'en direz des nouvelles !

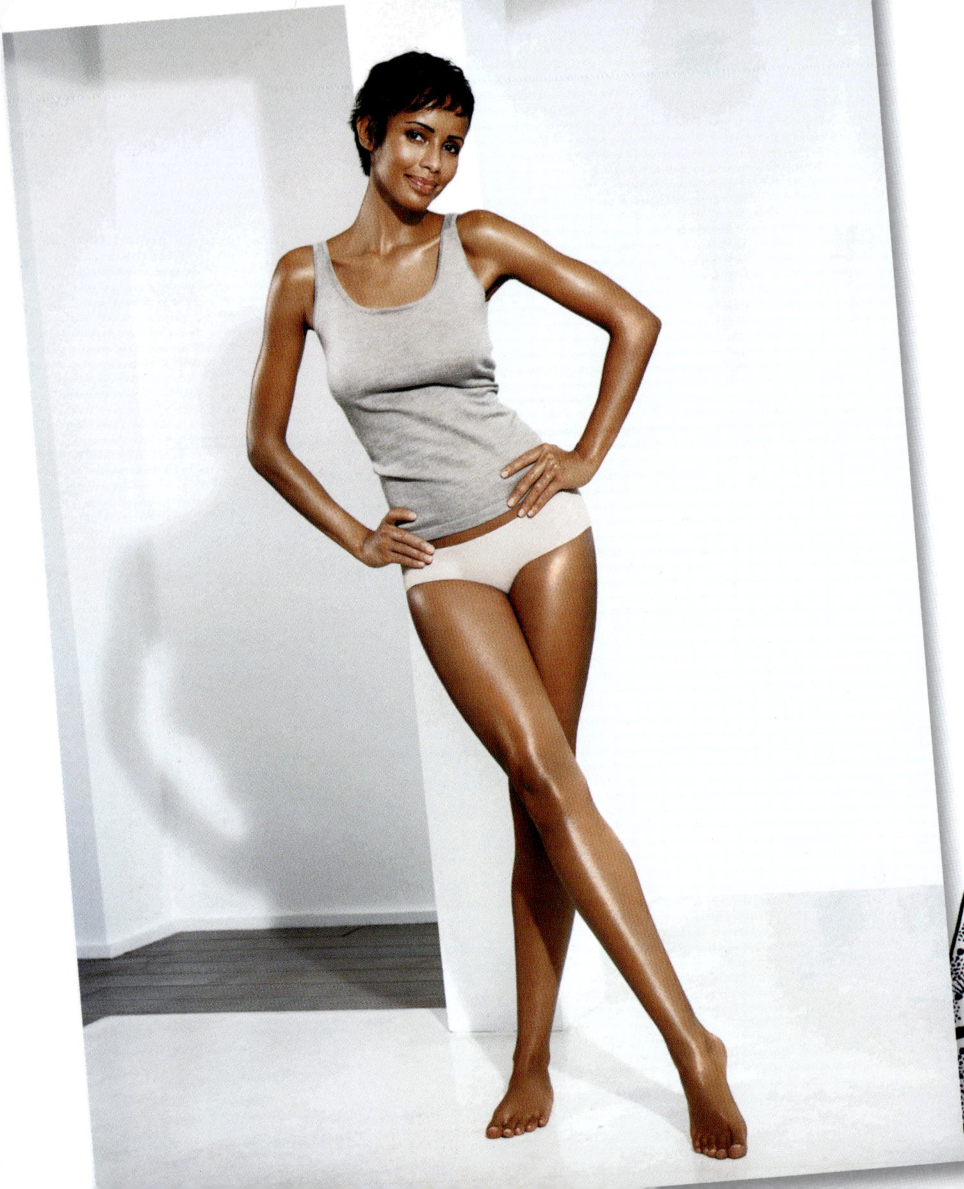

C. L'hydratation

Le corps ne résiste pas à la déshydratation qu'entraînent les toilettes quotidiennes à l'eau souvent calcaire, la sudation, les bains qui durent trop longtemps, sans parler du rythme effréné de la vie moderne.

Comme pour le visage, le secret d'une belle peau est d'hydrater, hydrater, hydrater, mais, cela va presque sans dire, n'utilisez pas les mêmes produits que pour le visage ni les produits à destination des bébés. Ils ne sont tout simplement pas adaptés au corps. Par contre, vous choisirez une crème ou un lait de corps spécifique en fonction de votre type de peau, comme vous l'avez fait pour le visage (cf. page 23). Les peaux à tendance sèche choisiront des crèmes plus riches que les lotions corporelles étudiées pour les peaux grasses.

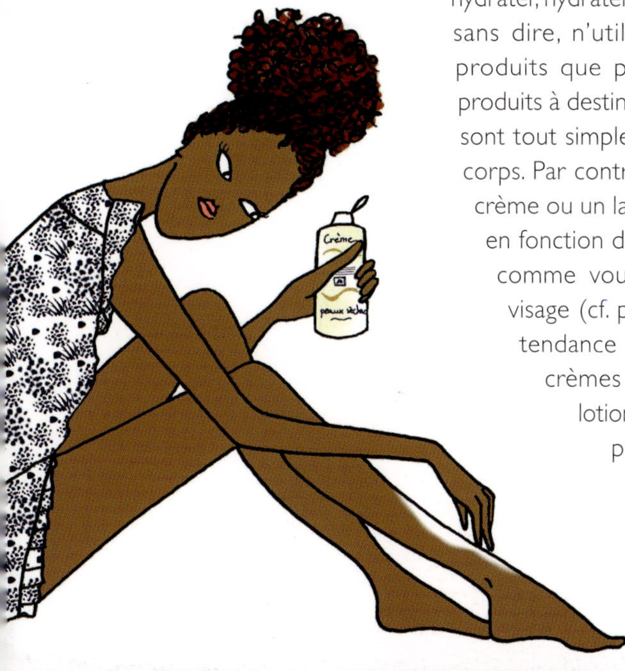

…ent choisir sa crème ?

À l'essai, sa texture doit vous être agréable et votre peau doit rester douce et satinée toute la journée. Une bonne crème doit éliminer l'effet peau de serpent sans graisser votre peau. Si au bout de quelques heures celle-ci est sèche, c'est que votre crème est insuffisante.

L'astuce : appliquez votre crème ou votre lait de corps le soir après la douche et laissez votre peau respirer et la crème pénétrer en restant quelques minutes en peignoir. Ainsi, votre peau sera hydratée, mais pas vos vêtements !

D. Le soin des mains

Nul besoin de rappeler que nos mains sont exposées aux intempéries naturelles ou chimiques (froid de l'hiver, détergents, savons agressifs…). Elles sont souvent sèches et sujettes aux crevasses et gerçures, en particulier en hiver.

Pour la journée, gardez dans votre sac à main un tube de crème hydratante spécialement concentrée pour les mains et que vous pourrez appliquer à l'envi.

Pour le soir, confectionnez votre propre huile que vous garderez dans un petit flacon à l'abri de la lumière. Ajoutez à de l'huile d'olive vierge quelques gouttes d'essence d'orange. Massez généreusement vos mains avec cette huile le soir avant de vous coucher. Non seulement son parfum vous délassera, mais vos mains seront parfaitement hydratées.
Chaque semaine, faites-vous plaisir avec une manucure. Elle consiste en une liste de soins identiques à ceux de la pédicure (voir p. 89). Il s'agit de ramollir les cuticules des ongles à l'eau tiède, de les repousser avec une crème émolliente spécifique, puis de finir en se coupant les ongles et en se massant les mains avec une crème hydratante, et ce chaque semaine.
Enfin, évitez au maximum le contact avec les détergents et l'eau. Quand vous faites le ménage ou la vaisselle, munissez-vous de gants. Préférez ceux qui sont doublés de jersey et qu'on trouve en pharmacie aux gants en caoutchouc dans lesquels nos mains transpirent, ce qui aggrave la déshydratation et augmente le risque de réactions allergiques.

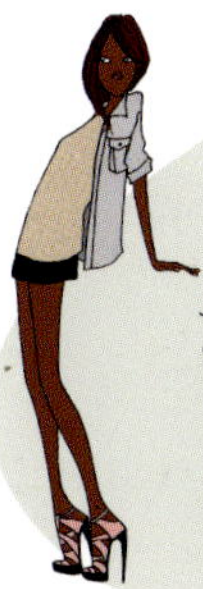

Le conseil de Sandrine

ne lésinez pas sur la crème pour les mains !

J'adore la crème pour les mains de Mixa, si onctueuse et odorante. Et j'en ai trois tubes : un dans mon sac, un dans le tiroir de ma table de nuit, et un à côté de l'évier pour ne jamais oublier d'en appliquer, juste après avoir mis mes mains sous l'eau !

Prête-moi ta main et je te dirai ton âge…

Nos mains sont les témoins de notre âge. À partir de 30 ans, les régimes, les grossesses, le tabac, épuisent nos ressources naturelles. Nos ongles sont plus mous. Pour leur rendre un peu la pêche, effectuez de petites cures de vitamines, d'oligoéléments, de sels minéraux pendant de courtes périodes. On les trouve sous forme de gélules à prendre pendant un mois. Faites-le 3 fois par an pour une plus grande efficacité.

Vers 40 ans, les expositions solaires répétées et les modifications hormonales peuvent accroître la production de mélanine par endroits, sous forme de petites taches. Pour éviter leur apparition, utilisez un écran total pour toute exposition, que vous conduisiez (le pare-brise n'arrête pas les rayons UV) ou que vous jardiniez. Si malgré tout elles sont visibles, un dermatologue pourra vous prescrire un soin dépigmentant. Passé cet âge, utilisez des soins anti-âge pour les mains. Ils sont riches, améliorent le renouvellement cellulaire et diminuent l'intensité des taches. En prime, ils ont une action hydratante, lissante et antiradicalaire. Comme pour le visage, appliquez aussi des crèmes de nuit.

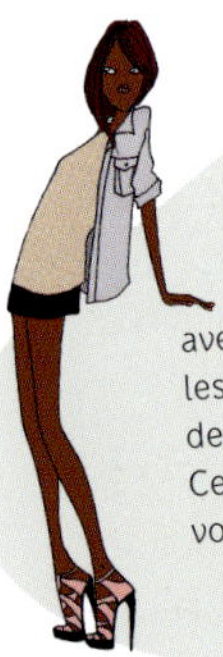

Le conseil de Sandrine

Battez un jaune d'œuf

avec de l'huile d'olive, enduisez-vous les mains de cette mixture et enfilez des gants de coton pour la nuit.
Ce n'est pas très sexy, mais au réveil votre peau est nourrie en profondeur !

Help, j'ai les ongles jaunes !

C'est le grand problème des fumeuses. À défaut de dire adieu à la cigarette, ces dernières peuvent se frotter les ongles avec du jus de citron. L'eau oxygénée donne également de bons résultats.

E. Le soin des pieds

Ils sont sollicités à longueur de journée, quand ce n'est pas la nuit sur les *dance floor*, passent tout l'hiver enfermés dans des chaussures, sont éprouvés par le frottement de nouveaux escarpins : nos pieds en endurent. Particulièrement pauvres en glandes sébacées, ils sont très secs. Des callosités, c'est-à-dire des amas épais de peau, se forment au niveau des talons ou sous le gros orteil, ce qui est particulièrement inesthétique et inconfortable.

Pour en venir à bout, vous n'avez que l'embarras du choix. On trouve dans le commerce des crèmes gommantes fabriquées pour cette partie du corps. (Et à ne pas utiliser sur le visage !) Une fois par semaine, appliquez cette crème à sec pour augmenter son efficacité, insistez sur les callosités, puis rincez les peaux mortes et la crème à l'eau avant d'essuyer soigneusement vos pieds. Vous pouvez aussi préférer l'usage de la pierre ponce ; humidifiez-la avec un peu d'eau ou de savon avant de frotter. Autre solution maison pour un gommage efficace : un mélange de gros sel et d'huile d'olive.

Séchez-vous les pieds dans le détail avant d'appliquer une crème hydratante, ce qui vous évitera l'apparition de mycoses. Votre lait corporel habituel fera l'affaire, mais vous pouvez également choisir des lotions spécialement adaptées au soin des pieds. Elles sont décongestionnantes grâce à des principes actifs comme l'essence de menthe qui délasse ou de lavande qui soulage les irritations provoquées par les chaussures. Si vous avez les talons fendus, il existe également des crèmes réparatrices spécifiques pour pieds abîmés. Il vous suffit de les enduire juste avant de vous coucher, de saupoudrer un peu de talc, puis de mettre des chaussettes que vous garderez toute la nuit. Ne confondez pas les callosités avec les cors, constitués d'un noyau dur de kératine. Ils sont douloureux et nécessitent une visite chez le pédicure si l'application de rondelles de coricide, vendues en grande surface et en pharmacie, n'y remédie pas.

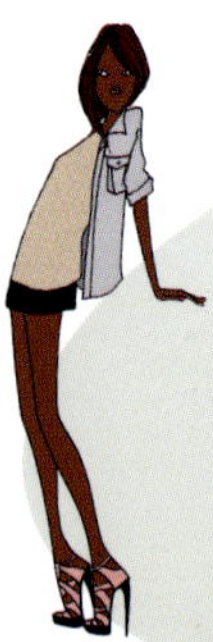

Le conseil de Sandrine

De nos jours,
la plante des pieds n'est que très rarement en contact direct avec le sol et elle se fragilise. Avec les chaussures, notre transpiration est aussi plus importante. Ayez pitié de vos pieds, marchez pieds nus au moins une demi-heure par jour à la maison pour « aérer » vos pieds qui ont été emprisonnés toute la journée dans les chaussures et ont « macéré » dans leur transpiration.

La pédicure maison

Chaque semaine, accordez-vous ce moment de soin. Un bain de pieds de 20 minutes dans de l'eau tiède agrémentée de gros sel et d'une cuillère de bicarbonate de soude ramollira les chairs tout en vous délassant. Le bicarbonate a une qualité supplémentaire : il neutralise le calcaire.

Après un gommage, coupez-vous les ongles des pieds. Il faut savoir que le bord des ongles pousse plus vite que le centre. C'est pourquoi, pour éviter tout risque d'ongle incarné, ne taillez pas les côtés en biseau ou en arrondi. Coupez-les droit avec des ciseaux ou un coupe-ongles, puis arrondissez les bords avec une lime en carton (le fer casse les ongles). Une astuce pour ramollir les ongles : les tremper quelques minutes (pas plus de 5) dans de l'huile tiède d'amande douce ou d'olive. Ensuite, ramollissez vos cuticules à l'aide d'une crème spéciale dédiée à ce type de soin. Massez chaque ongle pendant une minute, afin qu'en pénétrant, la crème active la circulation et renforce la croissance de l'ongle. Repoussez les cuticules avec un coton-tige ou un bâtonnet aux bords légèrement aplanis. Finissez en appliquant une crème hydratante.

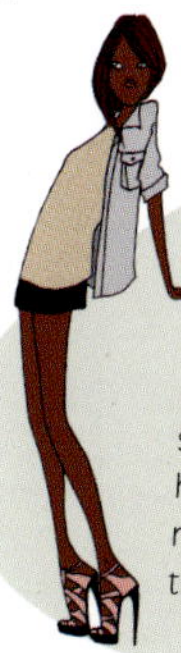

Le conseil de Sandrine

En associant 3 gouttes d'essence de lavande à quelques cuillerées de beurre de cacao, vous réaliserez une pommade à la fois hydratante et antiseptique. Laissez-la reposer 15 minutes sous un film plastique, puis massez-vous les pieds.

Nous avons testé

9 La gamme Mixa pour le corps

par Sonia et Sandrine

Depuis 2008, Mixa produit une gamme de soins spécialement adaptés à notre peau et à nos besoins en hydratation, en puisant dans les recettes de beauté de nos mamans.
La marque met l'accent sur des produits contenant des substances riches et naturelles, le karité et le beurre de cacao couramment utilisés en Afrique, qui présentent l'avantage de retenir l'eau dans les tissus, empêchant ainsi la déshydratation. Leur texture est onctueuse, ils laissent la peau assouplie sans toutefois graisser ni coller. C'est le cas du lait de corps et de la crème pour les mains au karité pur et au beurre de cacao de la gamme pour peaux mates à foncées de Mixa.

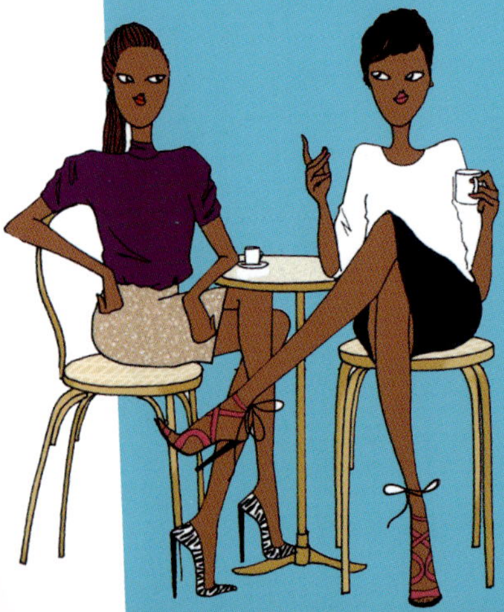

Cette année, une nouveauté vient d'apparaître en rayon et nous tenions à vous la présenter. Il s'agit d'un rituel de soin pour le corps combinant un soin gommant au karité pur et aux fèves de cacaoyer et un beurre fondant, nutritif et satinant au karité et a u miel nourricier.
Parlons d'abord du soin gommant.
Le beurre de karité apporte à la peau ses vertus émollientes et apaisantes, tandis que les fèves de cacao, riches en vitamine E, flavonoïdes et acides gras essentiels, nourrissent la peau.
Les fèves de cacao possèdent également des qualités antioxydantes grâce aux polyphénols qu'elles contiennent, qui permettent de lutter contre les radicaux libres. Notre peau est donc mieux protégée contre les agressions

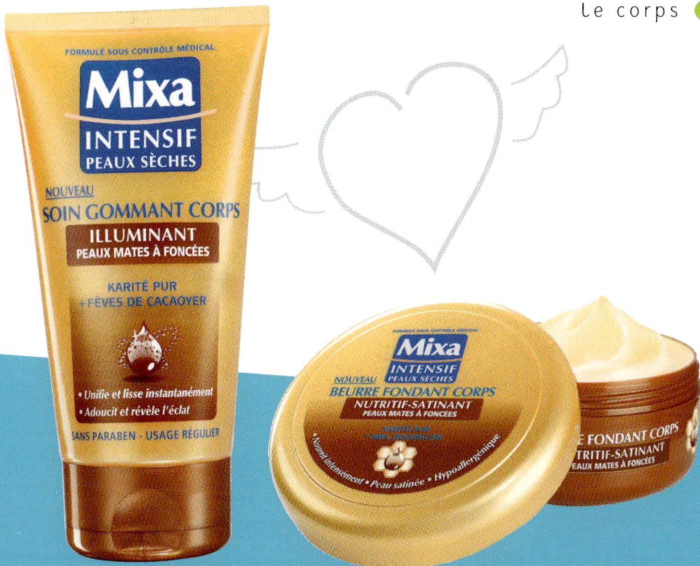

extérieures. Enfin, les microparticules exfoliantes de fèves de cacaoyer, intégrées à la formule Mixa, agissent en profondeur et nettoient la peau de toutes ses impuretés. Parfaitement hydratée, la peau retrouve toute sa souplesse.

Et comme avec notre peau – cette capricieuse –, il faut parfois en faire des tonnes pour qu'elle conserve son aspect velouté, le beurre fondant qui complète ce rituel de soin contient du miel nourricier qui regorge de nutriments facilement assimilables par les cellules, nourrit la peau en profondeur et accélère la cicatrisation. Le miel apporte ses qualités purifiantes grâce à une enzyme antibactérienne qui lui confère des propriétés antiseptiques et détoxifiantes. Et comme miel veut également dire « sucres » (glucose et fructose), il a la capacité de retenir les molécules d'eau pour préserver l'épiderme de la déshydratation et aider les peaux sèches à retrouver toute leur douceur.

F. Les vergetures

Symboles de fertilité dans les cultures africaines, elles ne sont pas très appréciées en Occident, où la beauté est associée à une peau lisse. L'arrivée du short et de la minijupe n'a rien fait pour arranger les choses. Une vergeture est une « cassure » dans l'épiderme aux endroits où la peau est soumise à des tensions : les hanches, les seins, les cuisses, les bras ou les genoux. Comme un élastique tendu à son maximum et qui cède. Après une période de formation, elle finit par tracer un sillon café-au-lait et volumineux sur la peau. Comble du comble, une vergeture vient rarement sans une ou deux copines ! Les premières vergetures apparaissent au moment de l'adolescence, car notre corps « pousse » d'un coup et la peau a un peu de mal à suivre. Idem pour les femmes enceintes. Il n'est pas rare que les vergetures se forment au niveau du ventre.

Une fois qu'elles sont là, il est impossible de les éliminer totalement. Tout se joue donc sur le plan de la prévention.

Évitez de faire le yo-yo avec votre poids – les variations soudaines de poids, constantes et rapprochées augmentent le risque d'apparition des vergetures – et hydratez-vous, afin que votre peau conserve une bonne élasticité. Certaines crèmes antivergetures vendues en pharmacie peuvent limiter les dégâts si elles sont appliquées alors que la vergeture est en cours de formation – c'est-à-dire si elle est encore violette –, mais ne la font pas disparaître ; et encore, cela ne fonctionne pas sur toutes les femmes. Aux femmes enceintes, nous conseillons de badigeonner de crème hydratante riche, de type « eau dans l'huile » (cf. chapitre sur le visage p. 23), leurs seins, leurs hanches et leur ventre au moins 2 fois par jour, dès qu'elles commencent à prendre du poids. Les émulsions trop légères ne feraient qu'hydrater de façon superficielle l'épiderme. Et surtout, ça, on vous l'a déjà dit : haro sur les crèmes blanchissantes, que vous soyez enceinte ou pas ! En plus de tous les désagréments déjà évoqués, et à cause de la cortisone qu'elles contiennent, elles sont directement responsables de la formation de vergetures.

Et les nouvelles technologies ?

Le laser est malheureusement inefficace sur les peaux noires et même dangereux concernant ce type de traitement. Il existe un réel risque d'hyperpigmentation autour des vergetures, qui ne disparaissent pas forcément ensuite. Le recours à la chirurgie esthétique peut s'envisager pour celles qui sont situées sous le nombril. Une autre méthode, la carboxythérapie, existe depuis peu. Elle consiste à injecter du gaz carbonique au niveau des vergetures anciennes pour les rendre plus discrètes. Cependant, cette technique en est à ses débuts et le recul est insuffisant pour en connaître les conséquences à long terme. Pour le reste, il vous faudra avoir recours au bon vieux maquillage cosmétique.

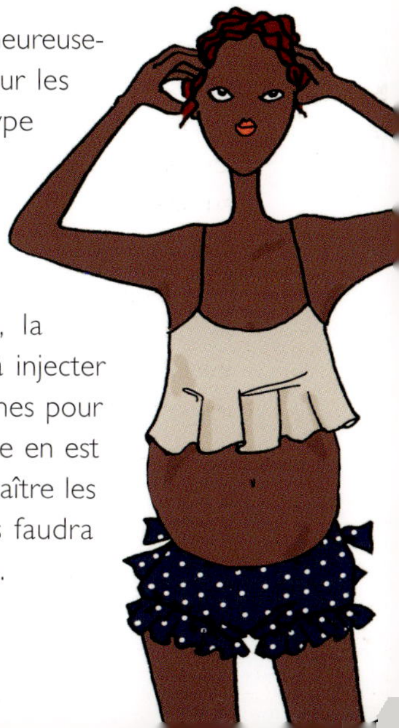

G. L'épilation

Rares sont les femmes qui s'aiment poilues. Mais nous, les femmes noires, coquettes d'entre les coquettes, devons composer avec des poils qui frisent, tout comme nos cheveux. Encore une fois, le gommage du corps prend ici toute son importance. Avec des poils aussi indisciplinés que les nôtres, si la peau n'est pas débarrassée de ses cellules mortes, la tige du poil ne peut sortir, celui-ci s'enroule sur lui-même et pousse sous la peau. C'est ce qu'on appelle le « poil incarné ». Disgracieux, il peut s'infecter jusqu'à l'apparition d'un bouton. Un jour avant de vous épiler, pensez à pratiquer un gommage. Après, n'oubliez pas d'hydrater pour restaurer le film hydrolipidique, apaiser la peau, et toujours à cause du risque de poils incarnés. Une peau hydratée est plus souple et il est plus facile à la tige du poil de percer sans être freinée dans sa pousse.

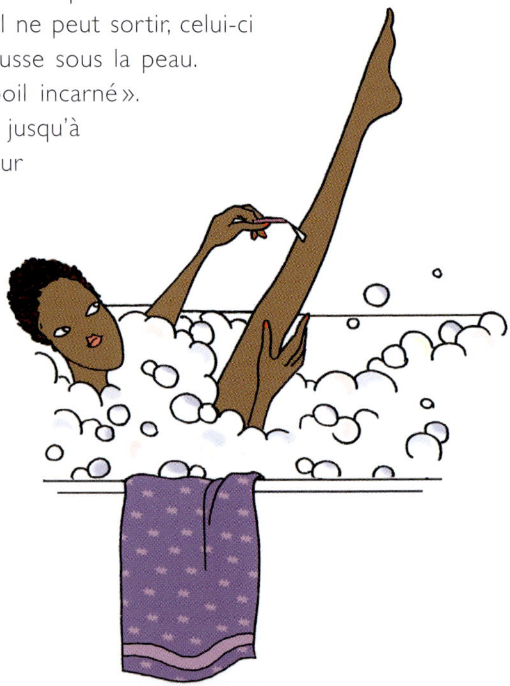

Quelle arme choisir ?

Le rasoir, la crème dépilatoire, la cire, tout dépend de la sensibilité de votre peau, du temps que vous voulez y consacrer, de votre budget. L'épilation à la cire requiert souvent l'aide d'une esthéticienne, tandis qu'un petit coup de rasoir ou de crème dépilatoire se pratique aisément, seule dans sa salle de bains. Cependant, nous vous recommandons fortement l'épilation à la cire pour plusieurs raisons.

Sur les jambes, les aisselles ou le maillot, le poil repousse plus dru après un rasage et il faut recommencer le geste plusieurs fois par semaine. Les aisselles sont sensibles et s'irritent au contact du rasoir, ce qui rend l'application d'un déodorant, par la suite, un peu délicate. Par-dessus tout, le rasage favorise l'apparition de poils incarnés. Quant à la crème dépilatoire, elle peut donner lieu à des allergies. Testez-la sur l'intérieur de votre poignet au cas où.

Une épilation à la cire tient 15 jours, laisse la peau douce, et le poil repousse plus fin. Seul souci : les douillettes ne l'apprécient pas.

Un conseil, si vous souffrez d'un vitiligo, ne pratiquez pas de gommages agressifs. Jetez votre gant de crin et préférez la crème dépilatoire au rasoir et à la cire. À vous de voir !

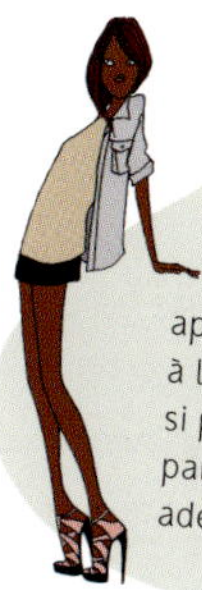

L'avis de Sandrine

Aujourd'hui, après plus de 20 ans d'épilation à la cire, mes poils repoussent si peu que je ne m'épile que 2 fois par an... À méditer pour les adeptes du rasoir...

Help, j'ai du poil au menton !

Du petit duvet que l'on appelle « moustache », au léger poil au menton, ou similibarbe sur le haut des joues… Certaines femmes sont obligées, souvent pour des raisons hormonales, de s'épiler le visage. Elles utilisent la pince à épiler quand il y a peu de poils ou se rasent « comme les hommes ». Ces deux méthodes facilitent l'apparition de taches et le rasage, très éprouvant pour la peau, incite le poil à repousser encore et toujours. Et là encore, qui dit « rasage », dit « poil incarné ». À nouveau, nous vous préconisons l'épilation à la cire chaude ou, pourquoi pas, à la cire froide si elle est spécialement destinée au visage.

Quid de l'épilation définitive ?

Il existe deux techniques, la première que l'on dit « électrique » et la seconde au laser. Ces méthodes ne sont pas anodines et demandent l'avis d'un dermatologue spécialiste des peaux noires et un diagnostic personnel, d'autant qu'elles sont très douloureuses. L'épilation électrique se pratique avec une aiguille qui travaille poil par poil et est donc utilisée pour les petites zones. L'épilation au laser, réalisée sur tout le corps, détruit la racine du poil, mais celui-ci doit être bien noir et bien épais. Tous les lasers ne sont pas utilisables sur les peaux noires. Ces deux techniques ne peuvent être employées pendant des périodes de grand ensoleillement ; votre peau doit être la plus « claire » possible et ne pas avoir vu le soleil depuis au moins 2 semaines… Elles ne conviennent pas aux peaux les plus foncées. Enfin, elles peuvent provoquer l'apparition de taches.

H. La transpiration, choisir son déo

Rien n'est plus désagréable que de se sentir moite après avoir couru derrière le bus. Et c'est sans parler des craintes concernant les odeurs corporelles qui en découlent. Notre peau est pourvue d'une quantité plus importante de glandes sudoripares que la peau blanche. Il n'y a pas que des inconvénients, puisque cela la rend plus souple, mais ces mêmes glandes étant responsables de la transpiration, nous devons nous en accommoder.

Il existe une pléiade de déodorants. Pour réguler la transpiration et rester fraîche, choisissez un déodorant qui obstrue en partie le canal sudoral des glandes sudoripares. Préférez les formules sans alcool, car il y a des risques d'interaction avec les rayons du soleil et d'hyperpigmentation.

Choisissez-le également sans sels d'aluminium, qui sont très allergènes pour une peau sensible comme la nôtre.

L'épilation des aisselles fait aussi partie de la solution, car la transpiration stagne sur les poils, ce qui peut provoquer des odeurs. Préférez la crème dépilatoire – si vous la supportez – au rasoir sur ces parties pour éviter les risques de microcoupures et l'apparition de germes bactériens. En été, choisissez des vêtements en fibre naturelle et suffisamment amples pour éviter de transpirer encore plus.

Le Botox : la solution contre l'hypersudation

Quel désagrément lorsqu'on porte un vêtement de couleur et qu'au bout d'un quart d'heure une vilaine auréole apparaît ! On connaît bien l'utilisation de la toxine botulique comme recours contre les rides, mais elle peut aussi traiter de façon spectaculaire le phénomène de transpiration excessive en bloquant la commande nerveuse des glandes sudoripares.

Réalisée par un dermatologue, cette pratique consiste à injecter du Botox dans l'aisselle. Il faut 1 injection (avant l'été ?), puis attendre 5 jours pour commencer à en ressentir le bénéfice. Résultat : des aisselles sèches pour 6 mois…

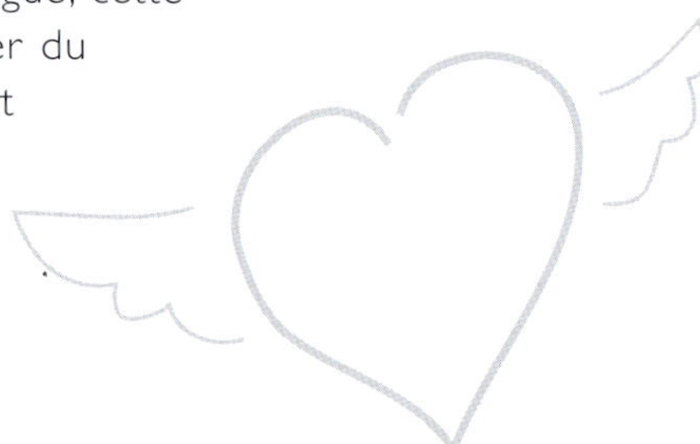

Le conseil de Sandrine

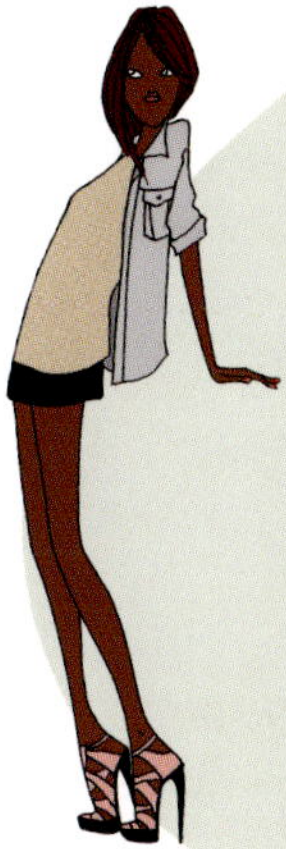

Anti-odeurs de pieds...

Les chaussures, qu'elles soient en cuir ou synthétiques (baskets), ne permettent pas toujours une bonne respiration du pied. Résultat : des effluves peu agréables, dus à la transpiration. Heureusement, il y a de nombreux trucs pour neutraliser ce phénomène. Avant de mettre vos chaussures, saupoudrez vos pieds de talc. Il garantit l'absorption de la transpiration. Le soir, en arrivant chez vous, versez quelques cuillères de bicarbonate de soude (qu'on peut trouver en pharmacie) dans une bassine d'eau chaude. Faites trempette et, 30 minutes plus tard, vos pieds sont inodores !

Truc pratique : rangez vos chaussures dans un endroit sec, frais et aéré pour qu'elles respirent et vaporisez une solution bactéricide – ce sont les bactéries qui favorisent les odeurs !

Si malgré toutes les précautions prises, cela ne fonctionne pas, consultez votre dermatologue, car des traitements régulateurs ou même chirurgicaux peuvent être envisagés.

Le soleil, ami ou ennemi ?

Nous l'avons déjà dit, les peaux noires sont faites pour le soleil, ce qui ne veut pas dire qu'il faut en abuser. Car, contrairement à ce que l'on croit, notre peau peut tout à fait attraper des coups de soleil. À cause du climat relativement peu ensoleillé de l'Europe, notre peau « oublie » qu'elle est faite pour le soleil et tolère moins bien les rayons UV.

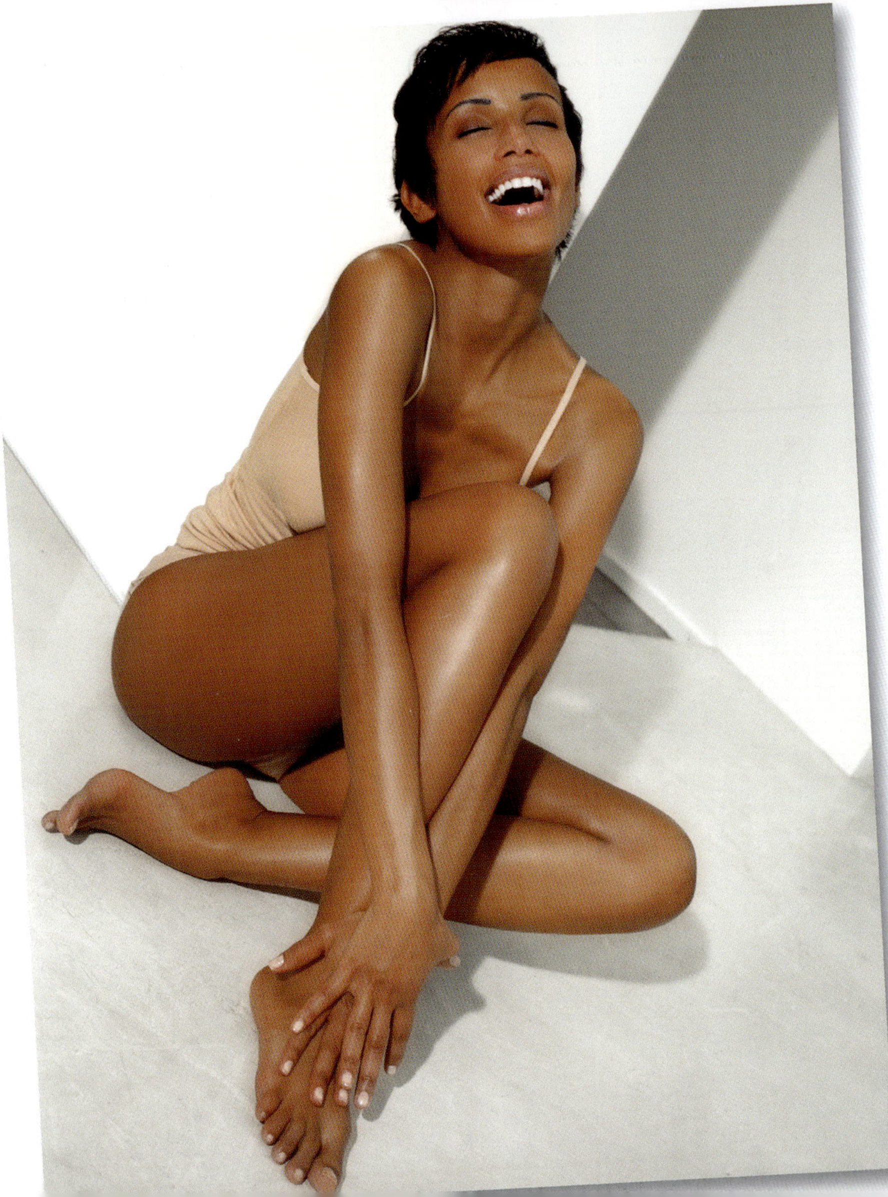

Qui plus est, après une période hivernale, le retour de l'ensoleillement relance ou accentue certains problèmes dermatologiques. La pigmentation des taches et cicatrices peut être intensifiée, tout comme les poussées d'acné ! Pour les premières expositions, il vous faudra utiliser une crème solaire à fort indice de protection (IP 30). D'ailleurs, si vous avez fait un peeling récemment ou si vous souffrez de ces affections, cachez-vous du soleil !

Renouvelez régulièrement l'application de votre crème solaire, car la transpiration des beaux jours et les bains de mer en atténuent l'efficacité. Méfiez-vous de la réverbération, c'est-à-dire de la réflexion du soleil sur les éléments alentour. Sur la neige, elle est de 90 % ; sur le sable, de 25 % et de 10 % sur l'eau. Même sous le parasol ou dans la véranda, votre peau est agressée par les rayons du soleil. Portez alors des vêtements légers. Et suivez les recommandations habituelles : évitez les expositions entre 11 heures et 16 heures, buvez beaucoup et consommez des fruits en abondance pour éviter la déshydratation. Enfin, ne faites pas l'impasse sur les lunettes de soleil !

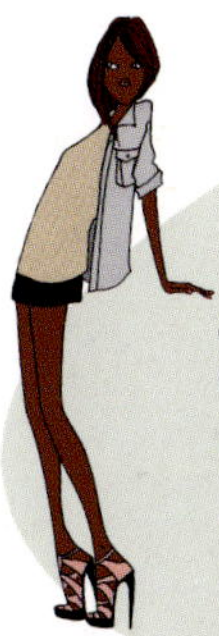

Le conseil de Sandrine

Les crèmes solaires

donnent parfois une couleur terne à notre peau. Leurs filtres laissent une pellicule blanche sur la peau qui devient grisâtre. Pour y remédier, incorporez-y une touche de fond de teint ou choisissez une crème écran teintée aux couleurs ocrées.

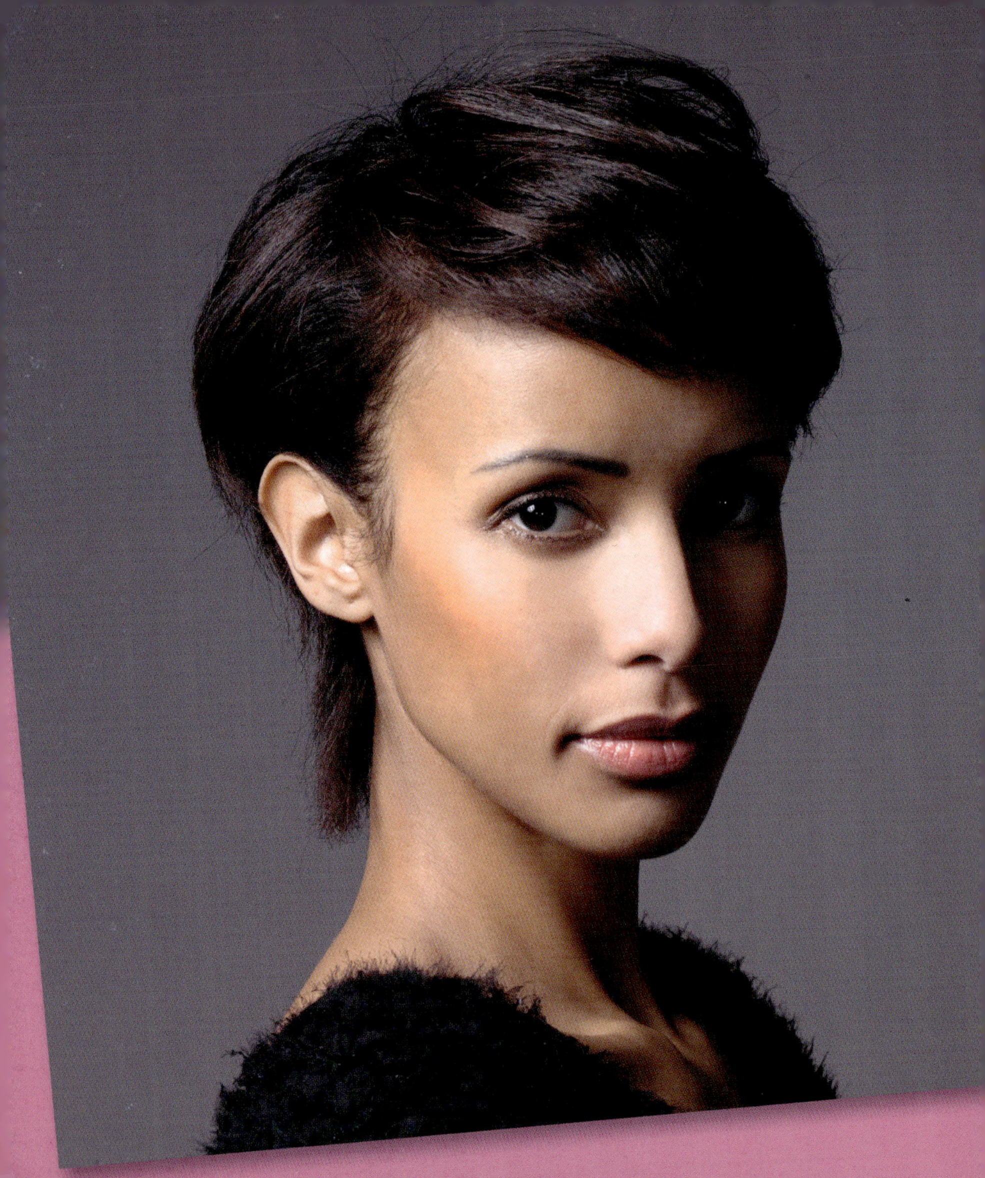

Chapitre 3

Les cheveux

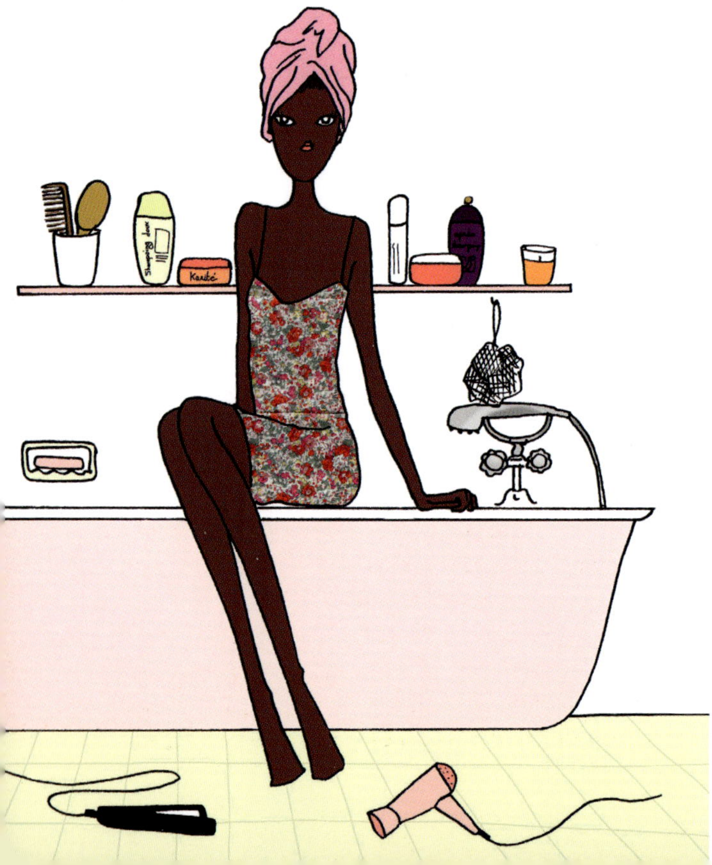
Shampoing doux
Karité

Introduction

Les différences entre le cheveu crépu et le cheveu lisse

Un type de cheveu unique

Notre cheveu, crépu, est très différent du cheveu asiatique et européen. Il est aplati, tandis que celui d'un Européen est rond. De la racine aux pointes, il pousse en spirale, ce qui rend sa traversée du cuir chevelu plus longue. Notre couleur de cheveux est presque toujours foncée, grâce à la prédominance des pigments granuleux allant du brun rouge au noir intense dans la tige du cheveu, et ce même pour les métis. Par ailleurs, les glandes sébacées, responsables de la lubrification du cuir chevelu, sont plus petites, ce qui induit un déficit en sébum. Par contre, dans leur contexte d'origine (climat chaud et humide), cette carrence n'a pas de conséquence, puisque les sécrétions sont stimulées par l'action du soleil. Quand on pense que les femmes de type caucasien se plaignent d'avoir le cheveu gras ! C'est notre rêve ! À cela, il faut ajouter que nos cheveux, comme notre peau, subissent le climat européen et qu'ils se déshydratent par manque de soleil. Mal gainés et ainsi peu protégés,

ils deviennent plus secs, mais aussi ternes et cassants. Notre cuir chevelu, plus irritable, cause l'apparition de pellicules.
Pour information, ce que l'on nomme « pellicule », pour les cheveux caucasiens, est dans la plupart des cas le résultat d'un cuir chevelu gras ; on remarque une quantité importante de levures et de champignons. Pour nous, il s'agit d'une desquamation excessive, alors que la flore bactérienne est tout à fait normale. Les produits antipelliculaires classiques ne conviennent donc pas au cuir chevelu irrité comme le nôtre. Des produits capillaires peu adaptés, une eau calcaire et des pratiques de coiffure agressives achèvent de fragiliser nos cheveux, jusqu'à parfois provoquer des chutes importantes.

Vous avez dit « alopécie » ?

L'alopécie*, c'est-à-dire la chute partielle ou totale des cheveux, est ce que nous craignons le plus, nous, les femmes noires. Notre cheveu fragile peut tomber de façon temporaire ou permanente. Les zones les plus sensibles du cuir chevelu se situent au niveau des tempes et au-dessus de la tête. L'implantation des cheveux peut reculer de plusieurs centimètres. Les causes ? Elles peuvent être multiples. Toutefois, ne nous leurrons pas, les lissages, les tresses et les tissages, s'ils sont pratiqués de façon inappropriée, en sont largement responsables.

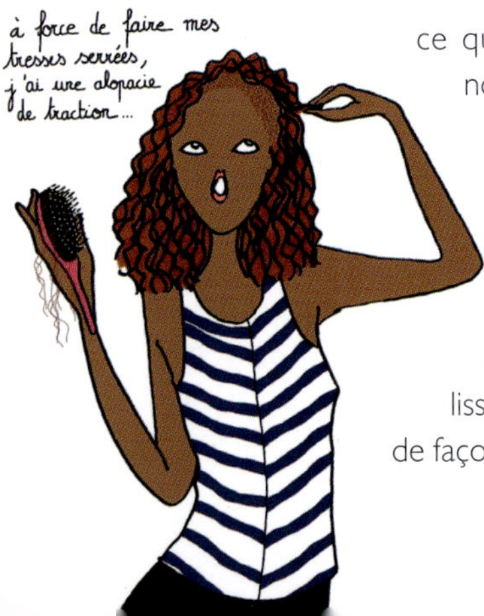
à force de faire mes tresses serrées, j'ai une alopacie de traction...

Certaines carences en protéines, en oligoéléments comme le fer, les régimes amaigrissants répressifs, le stress, peuvent être la cause de la chute brutale des cheveux qu'on appelle « pelade ».
Des déséquilibres hormonaux, tels que dans l'alopécie androgénique (hormones mâles androgènes), peuvent entraîner une raréfaction diffuse des cheveux au sommet du crâne ; mais aussi des troubles métaboliques – fièvres prolongées, médicaments, anémie –, des maladies endocriniennes, des maladies infectieuses dues à des bactéries.

Nos cheveux sont notre priorité

Profitons-en pour mettre les bouchées doubles sur l'entretien de notre chevelure, de la même façon que les femmes de type caucasien luttent contre les rides. Très tôt – entre 25 et 35 ans –, elles prennent l'habitude d'appliquer quotidiennement une crème antirides ou retardant les effets du vieillissement cutané. Elles font très attention à se protéger des rayons du soleil, si actifs dans le développement des radicaux libres ! Nous avons la chance d'avoir une peau qui résiste visiblement mieux aux attaques du temps et des ultraviolets, même si nous aussi nourrissons et protégeons notre peau au quotidien. Il faut nous occuper de nos cheveux avec la même attention que nous consacrons à notre visage.
Notre point faible est une structure considérablement plus fragile que celle des cheveux lisses ou légèrement ondulés. Cela peut devenir une véritable maladie, au même titre que les rides pour la peau blanche,

si l'on ne prend pas le temps d'hydrater son cuir chevelu et de nourrir la tige du cheveu, souvent cassante.

Apprenons également la patience. Nous, les femmes noires, infligeons souvent des traitements traumatisants à nos cheveux, puis essayons des soins avant de les abandonner sans attendre un résultat satisfaisant. La raison : nous cherchons toutes la solution miracle, celle qui aurait des effets immédiats et durables. Or, nos cheveux sont agressés tous les jours par la pollution, le vent, le froid ou le soleil, sans compter les bouleversements hormonaux que nous connaissons mensuellement et notre mode de vie. Ajoutez à cela colorations, tissages, défrisages chimiques.

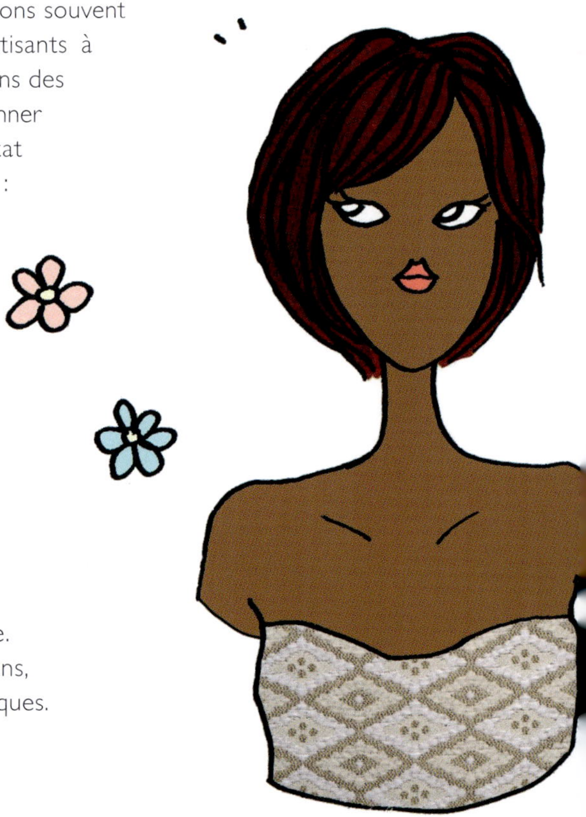

Imaginez le challenge pour notre pauvre cuir chevelu! Les résultats catastrophiques qui en découlent sont des cheveux ternes, cassants, impossibles à discipliner si ce n'est en camouflant le désastre avec des tresses ou une perruque. Le cheveu crépu ou frisé peut être beau si l'on sait lui apporter les soins nécessaires, mais n'attendez pas de solution éclair si vos cheveux sont vraiment abîmés. Il faut, mesdames, que vous soyez assidues et que vous suiviez scrupuleusement les conseils des professionnels. Cette recommandation s'adresse également aux hommes, car nous n'avons pas le monopole de la beauté. Rien ne sert de changer de produit si vous n'avez pas utilisé le flacon entièrement, sous prétexte qu'au bout d'une semaine vous n'avez pas retrouvé votre chevelure d'enfant. «La persévérance est avantageuse», dit une citation du Yi King. Apprenez à entretenir vos cheveux tous les jours si nécessaire, ou réservez-leur, au moins une fois par semaine, un bain de jouvence aux huiles pour fortifier le bulbe pileux, régénérer votre cuir chevelu et surtout nourrir les cheveux de la racine jusqu'aux pointes.

Cela ne veut pas dire que nous devions renoncer à jouer les coquettes, à faire des tissages et à nous rallonger les cheveux avec des extensions. Il y a juste l'art et la manière. Reprenons tout depuis le début…

A. Qu'est-ce qu'un cheveu ?

1/ La structure du cheveu

Rude question, n'est-ce pas ? Seulement, pour connaître ses cheveux jusqu'aux pointes, 2 ou 3 gouttes de savoir quelque peu scientifique ne font pas de mal ! Comme on vient de le voir, le type de cheveu européen (et asiatique) est rond et souple, tandis que le nôtre est plat, dessinant des boucles plus ou moins serrées.
La tige capillaire est la partie visible du cheveu. La partie invisible, le bulbe, est enfouie dans le cuir chevelu. Cette tige est composée de kératine, que les cellules dénommées « kératinocytes » sécrètent depuis le derme. Ces dernières se multiplient rapidement pour se « transformer », comme pour la peau, au fur et à mesure de leur ascension vers la tige capillaire, en cellules kératinisées. De l'extérieur de la tige en allant vers l'intérieur, on observe 3 parties : la cuticule, le cortex et la moelle.

La cuticule Elle est un ensemble de plaques qui protègent la partie externe des cheveux. Ce sont ces cellules, alignées en « écailles de poisson », qui donnent au cheveu leur luminosité.

Le cortex Plus en profondeur, le cortex est formé de cellules allongées et reliées les unes aux autres. Ces liens ou ponts sont composés de 2 atomes de soufre. Les cellules du cortex contiennent également les pigments de mélanine qui donnent aux cheveux leur couleur. Ces pigments sont soit granuleux, soit diffus. Les premiers vont du brun rouge au noir intense, tandis que les seconds vont du brun roux clair au blond très clair. Les nuances et les reflets de nos cheveux sont le résultat de la combinaison de ces 2 pigments. En général, les peaux noires ont une majorité de pigments granuleux : les cheveux noirs prédominent donc chez les hommes et les femmes métissés.

La moelle Au cœur de la tige, on trouve la moelle, présente de manière discontinue, pouvant parfois même être inexistante. Les racines que l'on dit « vivantes » (ou bulbes) sont implantées dans le derme du cuir chevelu, à environ 5 millimètres de profondeur. Elles sont enfouies dans une sorte de sac appelé « follicule pileux ». Chacun de ces follicules se trouve à proximité d'une ou plusieurs glandes sébacées qui sécrètent le sébum, lubrifiant du cheveu qui le rend soyeux. Chaque follicule pileux est également associé aux glandes sudoripares qui sécrètent la sueur. Tout autour, on trouve aussi des réseaux vasculaires et nerveux, ainsi que les muscles horripilateurs qui rendent le cheveu érectile.

rée de vie du cheveu

u cycle pilaire – le même que pour les poils – qui pose en 3 phases.

Les cheveux poussent de 1 à 3 centimètres par mois, selon leur nature. Cette période, appelée « anagène », dure entre 2 et 7 ans pour 80 à 90 % de la chevelure. Ensuite, le cheveu « se repose ». Sa croissance s'arrête durant cette phase appelée « catagène » et le bulbe s'atrophie. De 1 à 2 % des cheveux sont au repos pour une durée d'environ 3 semaines. Pour finir ce cycle pilaire, le cheveu tombe. Les cheveux morts représentent 14 % de cette phase dite « télogène ». Elle est nécessaire au rétablissement de la chevelure qui retrouve force et beauté. Nous perdons en moyenne une cinquantaine de cheveux par jour, mais ils sont immédiatement remplacés par de nouveaux, qui perpétuent la phase de croissance.

B. Le shampooing

Un geste primordial qui paraît simple. On le fait depuis notre enfance et pourtant on prend parfois de mauvaises habitudes, comme d'utiliser des shampooings pour bébé qui ne sont pas adaptés aux cheveux des adultes. Et ce ne sont pas les seuls ! Les shampooings à destination des cheveux lisses sont souvent inadaptés pour nos chevelures. En effet, ils contiennent des substances pour empêcher le cheveu de graisser. Tout le contraire de ce qu'il nous faut ! Un conseil : orientez votre préférence vers des shampooings doux spécifiques des cheveux afro, à base d'actifs surgraissants comme l'huile d'olive.

Quelle fréquence de lavage ?

Il n'est pas rare que devant les difficultés d'entretien du cheveu, certaines d'entre nous abdiquent et espacent les shampooings jusqu'à se laver les cheveux toutes les 3 semaines seulement. Pour les femmes, un lavage au moins une fois par semaine est obligatoire ! Surtout quand on sait que la vaseline, utilisée par nombre d'entre nous, accentue la desquamation du cuir chevelu ! Nos cheveux subissent la pollution et les salissures de la vie moderne. Pour les hommes, un lavage quotidien est possible s'il est pratiqué avec un shampooing très doux.

Se démêler les cheveux avant le shampooing

Pas question de filer sous la douche tous nœuds dehors. Pour activer la circulation sanguine au niveau du cuir chevelu, éliminer les cellules mortes et les poussières, un coup de brosse est indispensable. Mais pas n'importe comment…

Commencez par les pointes en tenant bien vos cheveux dans une main. Lissez-les de haut en bas. Progressivement, vous brosserez plus haut dans la chevelure, jusqu'aux racines. Cela aide à répartir le sébum sécrété et à activer la repousse des cheveux. Si vous ne parvenez pas à les démêler correctement, courez chez votre coiffeur pour un décrêpage.

Se laver les cheveux

Prenez le temps de mouiller convenablement votre tête avant d'appliquer le shampooing. Vous passerez vos doigts entre les mèches sous le jet de la douche en tirant délicatement sur les racines pour stimuler le cuir chevelu. Appliquez une grosse noix de shampooing de la racine jusqu'aux pointes. Un conseil économique : ne versez pas directement le produit sur votre tête. Vous aurez tendance à en mettre trop. Massez votre cuir chevelu pendant 2 ou 3 minutes pour augmenter l'efficacité des principes actifs du shampooing et leur laisser le temps d'agir. Promenez continuellement vos doigts dans vos cheveux afin de vérifier qu'ils ne forment pas de nœuds. Rincez-vous abondamment car les résidus de shampooing laissent les cheveux ternes. Insistez également sur le cuir chevelu avec le pommeau de douche pour éviter la formation de pellicules.

Terminez votre rinçage à l'eau froide de manière à resserrer les écailles de vos cheveux, rafraîchir et tonifier le cuir chevelu. Vos cheveux seront plus brillants et fortifiés.

Quel produit après-shampooing ?

Bien sûr, il doit être hydratant et démêlant. Si vous êtes du genre à être pressée le matin, choisissez un produit sans rinçage que vous appliquerez sur cheveux bien essorés. Nous nous devons d'insister sur ce dernier point, car si votre chevelure « goutte », votre démêlant partira avec l'eau. En résumé, cela ne servira à rien. Le *conditioner* (après-shampooing) sans rinçage présente de multiples avantages. Premièrement, vous gagnez du temps sous la douche tout en respectant le temps de pose (indéfini !) de votre produit. Ensuite, cela vous évite de « mal rincer » votre après-shampooing, ce qui arrive souvent avec les démêlants normaux et dont la conséquence directe est d'abîmer vos cheveux. Enfin, vous faites l'économie d'un rinçage supplémentaire avec une eau remplie de calcaire. Comme George Clooney, on a envie de dire : « What else ? »

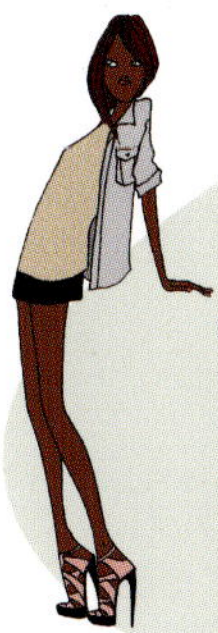

Le conseil de Sandrine

Ajoutez, dans l'eau de rinçage de votre shampooing, un peu de vinaigre de cidre ou de jus de citron aux vertus anticalcaires et adoucissantes. Avant de sécher vos cheveux au séchoir, appliquez un sérum ou une lotion qui protégera les tiges pilaires et les empêchera de casser.

C. Le soin des cheveux crépus ou frisés naturellement

Beaucoup de femmes souhaitent garder leurs cheveux naturels. Pour certaines, la coupe courte reste la solution la plus pratique. Même naturels, nos cheveux crépus, frisés, ne peuvent se passer de soins, car ils sont « naturellement » très secs. Nous vous conseillons d'utiliser des produits très nourrissants et spécifiques des cheveux crépus, frisés. Vous le constaterez par vous-même : après plusieurs soins, le cheveu acquiert un tonus et une souplesse remarquables.

Alerte antivaseline

Attention : nombreuses sont les femmes à croire qu'un cheveu graissé est un cheveu nourri… C'est faux. Beaucoup de produits pour cheveux crépus, frisés, et même défrisés, contiennent de la vaseline *(petrolatum)*. Cette matière n'est en aucun cas naturelle, c'est un hydrocarbure (issu du pétrole). Certes, pour graisser, la vaseline graisse ! Mais elle étouffe le cuir chevelu et les cheveux, provoque l'apparition de pellicules, voire entraîne des démangeaisons. De plus, nous constatons très fréquemment des poussées d'acné au niveau des tempes et du front. La vaseline est comédogène, alors regardez bien sur la liste des ingrédients de vos produits. Il faut savoir reconnaître les termes *petrolatum* ou *mineral oil*, qui sont à bannir de votre vie…

Protocole de soins à faire une fois par semaine :

1. Brossez votre chevelure.

2. Commencez par un bain d'huile. Massez bien le cuir chevelu et les longueurs, afin de faire pénétrer le produit. Enroulez vos cheveux dans une serviette chaude et mettez un bonnet de douche par-dessus. Gardez le soin 45 minutes à 1 heure si possible.

3. Rincez et pratiquez 2 shampooings ultra-nourrissants. Laissez toujours poser le second shampooing 5 minutes et rincez.

4. Essuyez vos cheveux soigneusement.

5. Appliquez un baume ultra-nourrissant après-shampooing et massez votre chevelure de la racine aux pointes. Gardez-le au minimum 1 heure. Vous pouvez également dormir avec, mais n'oubliez pas que c'est un soin à rincer !

6. Appliquez quotidiennement, matin et soir, un soin ultra-nourrissant sans rinçage.

D. Le défrisage

Le défrisage est la pratique la plus utilisée pour nous, les femmes aux cheveux crépus, frisés, voire très frisés.
Il faut savoir que la majorité des femmes qui se défrisent ne le fait pas par complexe de négritude, mais plutôt par facilité d'entretien et par esprit de coquetterie. Pourquoi n'aurions-nous pas le droit de changer de tête au fil des saisons ? Il existe bien la permanente, qui frise le cheveu, et que beaucoup de femmes de type caucasien préfèrent à leurs cheveux naturellement raides. Les femmes sont d'éternelles insatisfaites, nous dira-t-on…

1/ Le défrisage dit « à chaud »

Cette forme de défrisage fut la première à être pratiquée. Nos arrière-grands-mères faisaient déjà appel à ces fers à défriser pour avoir la chevelure lisse. Il fallait faire chauffer le fer sur différents supports (réchaud, etc.). Pour qu'il soit efficace, le fer devait être très chaud. Avant tout, les femmes pensaient à protéger leurs cheveux en les graissant simplement avec de la vaseline ou de l'huile de carapate. Pas bon du tout ! La graisse étant un conducteur de chaleur très puissant, non seulement la tige du cheveu n'était pas du tout protégée, mais encore moins sa racine. De plus, manipuler le fer demandait une grande dextérité. Nombre de femmes qui ont utilisé ce type de défrisage se sont retrouvées avec le cuir chevelu brûlé. Pourtant, cette pratique du défrisage à chaud plaît toujours, et je dirais même que la demande a augmenté, car elles sont persuadées que le défrisage à froid est le seul responsable d'une chevelure abîmée ou cassante. Mais c'est totalement faux !

Et le défrisage à chaud d'aujourd'hui ?

La technologie est passée par là. Les coiffeurs ont mis au point un assortiment de fers qu'ils placent dans un petit four équipé d'un thermostat. Cela permet de mieux contrôler l'intensité de la chaleur. Il faut laisser chauffer le fer. Prenez une mèche de cheveux entre vos doigts, que vous aurez démêlée et coiffée préalablement, puis appliquez le fer en partant d'un point précis, qui se situe à quelques centimètres de la racine, pour ne pas brûler le cuir chevelu. Ensuite, faites le descendre en étirant la mèche, et ce jusqu'aux pointes. Cette pratique présente l'avantage de refermer la gaine du cheveu qui devient alors très souple.

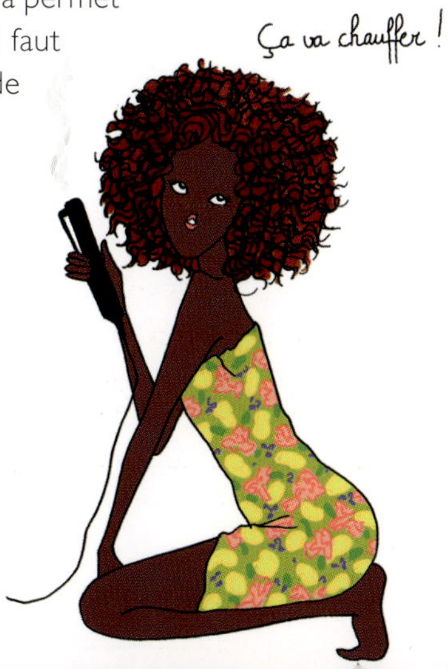

Même les femmes qui se font défriser les cheveux à froid ont recours aux fers (plaques à lisser) en complément pour réaliser toutes sortes de coiffures, du lissage parfait au chignon.
Bon à savoir : le défrisage à chaud réalisé sur cheveux naturels ne tient que quelques jours… Pour le garder le plus longtemps possible, attention donc à l'humidité qui fait friser les cheveux !

2/ Le défrisage dit « à froid »

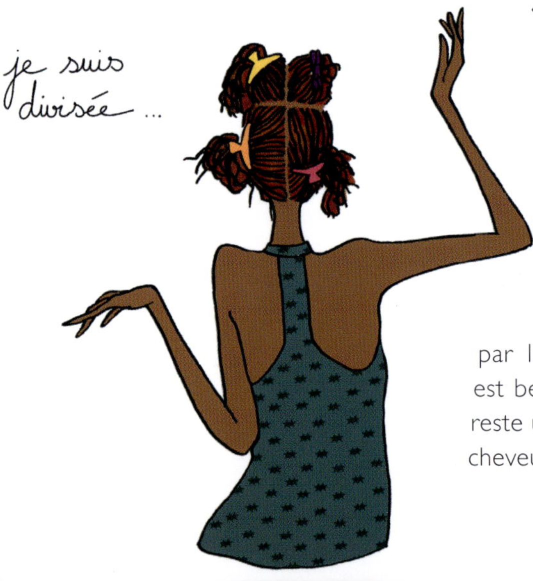

C'est le plus utilisé. On dit « à froid », car il se présente sous forme de crème. Les premiers défrisages à base de soude (hydroxyde de sodium) étaient réservés à l'usage professionnel. Depuis, les fabricants ont modifié la formule et ont remplacé l'hydroxyde de sodium par l'hydroxyde de guanidine. Il est beaucoup moins agressif, mais reste un produit qui sensibilise nos cheveux et notre cuir chevelu.

Nous ne cesserons de le rappeler : notre cheveu sec reste le cheveu le plus fragile de tous les types de cheveux. Le défrisage, même à froid, n'est donc pas à prendre à la légère. Il faut toujours s'assurer que le cheveu est en état d'être défrisé, ou qu'il supporte simplement le produit.

Si le cheveu est abîmé, le produit ne fera qu'empirer les choses, au risque de le casser, de l'altérer, de le rendre encore plus sec. En revanche, un cheveu soigné et hydraté régulièrement sera beaucoup plus solide. Un bon dosage du produit et une application adéquate ne devraient pas endommager la chevelure. Toutefois, avant l'application, vérifiez que votre cuir chevelu ne présente aucune irritation ou démangeaison. Gardons la tête froide, si je puis dire. Le défrisage à froid nous permet d'obtenir une chevelure plus malléable, mais il ne donne toujours pas le résultat raide et souple que nous recherchons toutes. En complément, il lui faut un apport de chaleur, comme celui du sèche-cheveux, du fer à lisser ou de la mise en plis, pour réaliser une coiffure impeccable.

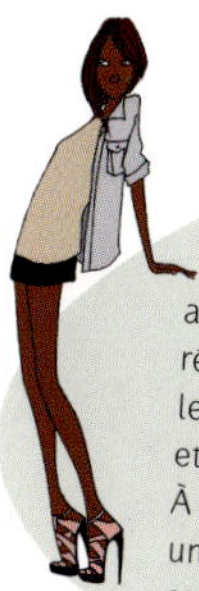

Le conseil de Sandrine

Le défrisage à froid

a un résultat définitif. Si vous le pratiquez régulièrement, vous devrez toujours appliquer le produit uniquement sur les repousses et non sur les longueurs déjà défrisées.
À savoir : le seul moyen de retrouver une chevelure naturelle est de vous couper les longueurs déjà défrisées.

Les secrets d'un défrisage à froid réussi :

1. Choisissez votre défrisage en fonction de la nature de vos cheveux.

2. Ne vous lavez JAMAIS les cheveux avant un défrisage.

3. Graissez les cheveux avec de l'huile, par exemple, afin de protéger les longueurs déjà défrisées.

4. Divisez la chevelure en 4 parties à partir du milieu du crâne, autrement appelé la « calotte ».

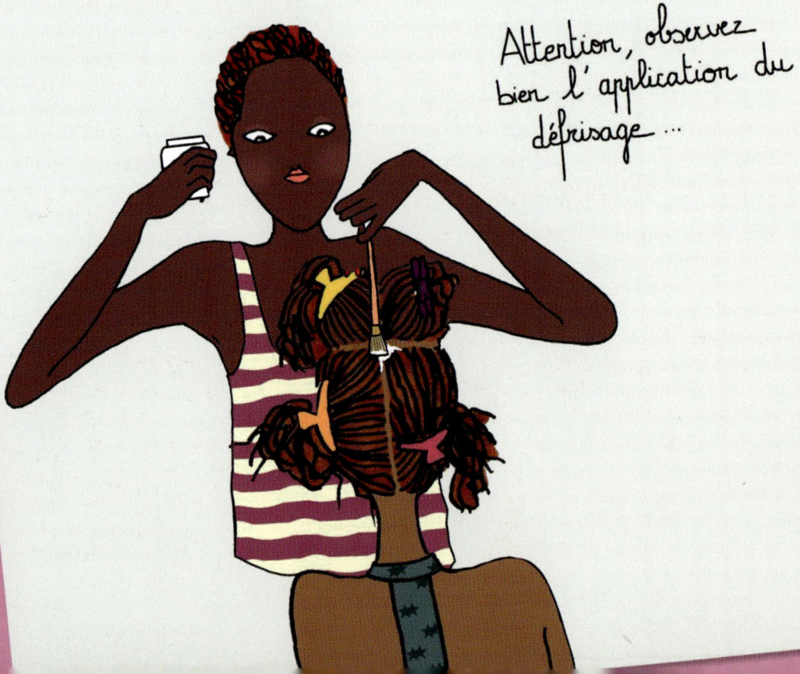

5. Commencez à appliquer le produit à défriser sur cette partie du crâne, car c'est là que la chevelure est la plus massive, le cheveu étant le plus dense et le plus épais au-dessus du crâne.

6. Pour finir, appliquez soigneusement le reste du défrisage sur le pourtour du crâne.

7. Respectez le temps de pose indiqué sur l'emballage du produit. Surtout ne le dépassez pas ! Pendant ce temps de pose, vous pouvez malaxer les racines.

8. Rincez soigneusement les cheveux à l'eau chaude, afin d'éliminer toute la crème. Il est important qu'il n'en reste plus une seule trace dans vos cheveux…

9. Appliquez le shampooing neutralisant en massant vigoureusement les racines. Ce type de shampooing contient un indicateur de couleur qui agit en moussant. Au fur et à mesure des shampooings, la couleur disparaît, ce qui indique qu'il ne reste plus de produit à défriser sur votre tête. Tant que la mousse n'est pas blanche, cela signifie que la chevelure n'est pas neutralisée et que le défrisage continue son action.

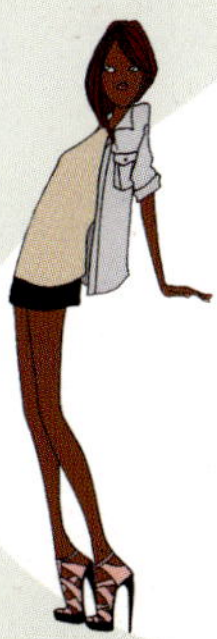

Le conseil de Sandrine

Attention à ne pas négliger

les étapes du shampooing, et surtout du rinçage. Nombreuses sont les femmes impatientes qui ont constaté, quelques jours après l'application du produit, des cassures au niveau des racines. 9 fois sur 10, c'est le résultat d'un mauvais rinçage. Par ailleurs, ne vous faites jamais une couleur le jour du défrisage… effet boule à zéro garanti ! Au mieux, vous pourrez vous faire un reshampooing colorant qui aura un effet bénéfique en refermant les écailles du cheveu.

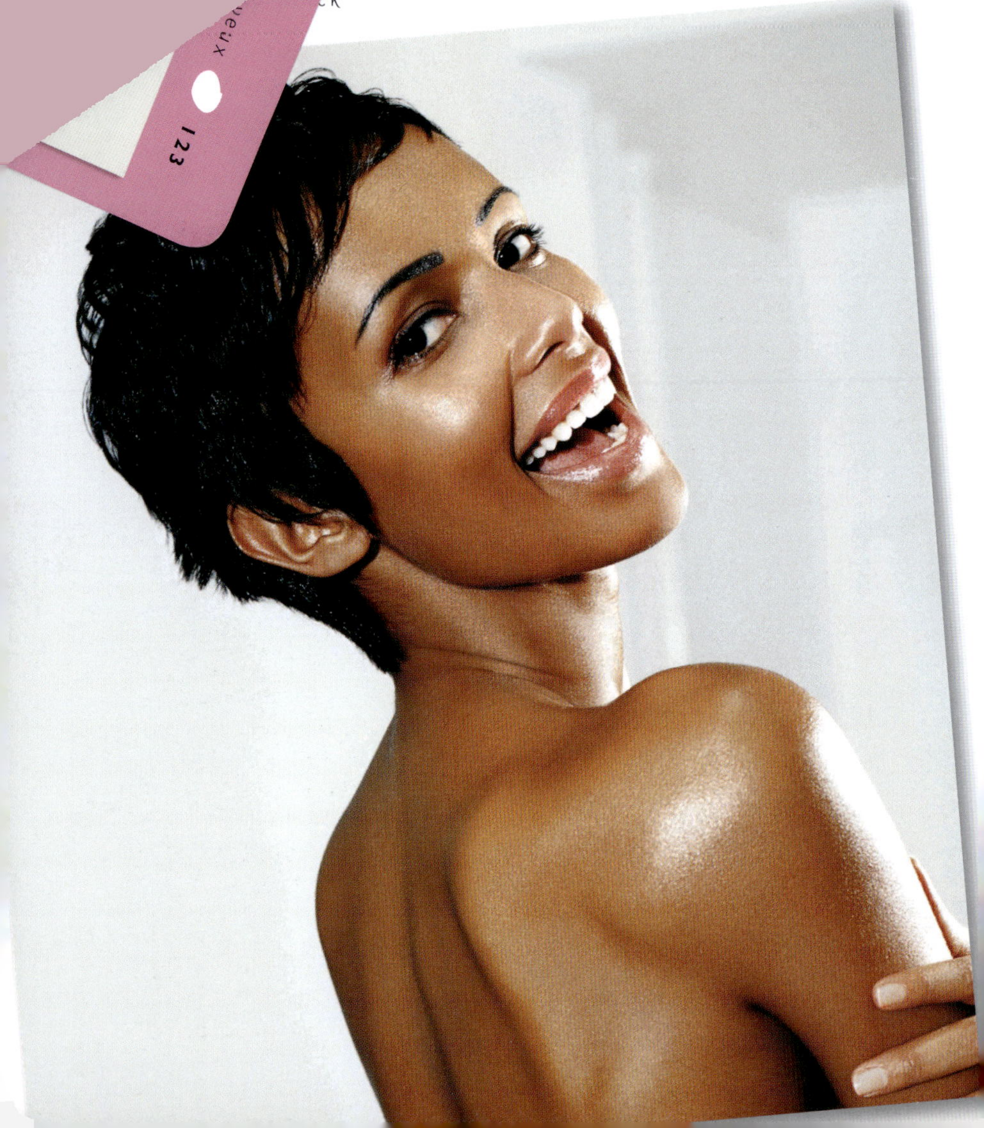

Le truc de Sonia : le wrap

Je me défrise les cheveux et je les garde courts. J'ai souvent croisé des jeunes femmes qui ont les cheveux courts tout comme moi. Elles me demandent quel est mon secret pour avoir une coiffure toujours impeccable après un shampooing… Je leur réponds que je fais un wrap !
Le wrap, comme son nom l'indique, est une technique qui consiste à « enrouler » les cheveux autour de la tête, en les plaquant avec un peigne fin. Ensuite, on parfait le geste avec une brosse à poils ras pour que la chevelure soit parfaitement plaquée. C'est une technique de lissage très commune dans le Maghreb. Personnellement, je plaque simplement selon le mouvement que je souhaite donner à mes cheveux et en veillant à poser avant un soin hydratant et lissant sans rinçage. J'enferme le tout sous un filet ou sous un collant tel qu'on en utiliserait avant de mettre une perruque. Je sèche le tout. Soyez patiente, car le cheveu doit être bien sec ! En retirant le filet ou le collant, les cheveux sont ultra-plaqués contre la tête. À ce moment, utilisez un peigne africain pour remettre de l'ordre dans votre chevelure. Vous pouvez vous servir d'un sèche-cheveux pour redonner du volume. Un peu de cire au bout des doigts pour modeler votre coiffure, et voilà !

E. Les soins restructurants pour cheveux défrisés et la gamme SJR

Les cheveux défrisés sont très souvent secs, ternes, cassants sur toute leur longueur, et laissent un cuir chevelu irrité qui desquame et démange, car le défrisage détruit les chaînes de protéines qui constituent la substance même de la kératine de nos cheveux. Pas très réjouissant, n'est-ce pas ? D'où le besoin de bien réfléchir avant d'infliger ce traitement à vos cheveux. Si vous optez pour le défrisage, soyez sûre que vos cheveux sont en état et sachez qu'il faudra impérativement leur apporter des soins pour les hydrater intensément, les réparer, rétablir le pH du cuir chevelu et l'apaiser.

Bannissez tous les produits à base de vaseline, de lanoline et de glycérine. Ils alourdissent, étouffent les cheveux et irritent le cuir chevelu.

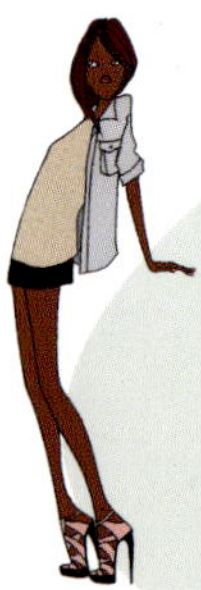

Le conseil de Sandrine

Surtout n'oubliez jamais d'hydrater vos cheveux en gardant à l'esprit qu'hydraté ne veut pas dire « gras ». Nos cheveux ont besoin d'être chouchoutés. Je ne cesserai de rappeler qu'un cheveu défrisé nécessite des soins adaptés. En plus d'être beau, il sera plus facile à travailler pour toutes vos coiffures ! Aussi, faites régulièrement couper vos pointes.

La gamme SJR

Je viens de créer ma propre gamme de produits pour cheveux défrisés (bientôt commercialisée) avec le concours de pharmaciens et de chimistes, sous le label Sandrine Jeanne-Rose. Les ingrédients de la gamme ont été sélectionnés pour leurs propriétés ultra-hydratantes, réparatrices, reconstructrices, mais surtout leur meilleure résistance. Parmi les ingrédients de cette gamme : kératine, céramides, collagène marin, vitamines, gelée royale, protéines d'hibiscus, beurre de karité, huiles de kukui, de jojoba, de macadamia, de germe de blé et de coprah. Tout un programme !

J'ai testé ces produits sur différentes personnes aux cheveux défrisés en m'assurant qu'elles avaient des cheveux très dissemblables, abîmés et même altérés pour certaines d'entre elles. Les résultats ont été spectaculaires. Ces femmes n'en revenaient pas. Après 3 mois d'utilisation, l'une d'entre elles, Lydia, esthéticienne qui travaille depuis 20 ans sur les Champs-Élysées, affirmait : « Je ne reconnais plus mes cheveux qui étaient secs et cassants. Ils sont souples et doux. Ils sont plus volumineux, j'ai pu enlever les mèches que j'avais collées pour tricher sur le volume. »

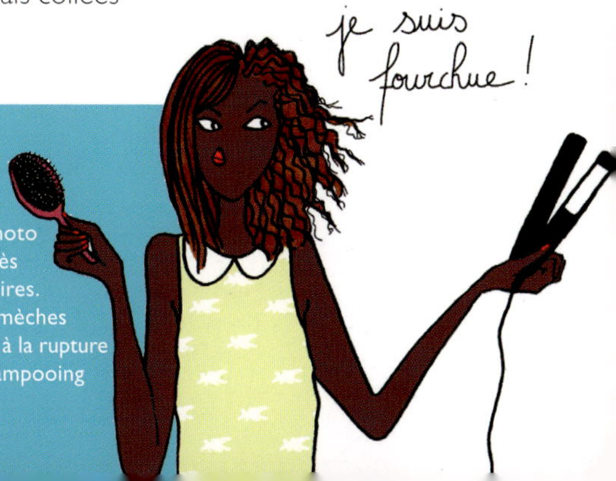

La gamme SJR
Quatre produits sous contrôle dermatologique. Test d'efficacité (étude in vivo) pour résistance du cheveu avec photo MEB prouvant l'efficacité des produits après 28 jours d'utilisation sur plusieurs volontaires. Les essais de traction sont menés sur les mèches dans le but de comparer la force nécessaire à la rupture du cheveu sur émulsion magique avant shampooing et masque réparation intense.

**Protocole des produits SJR pour prendre soin de vos cheveux défrisés.
À faire 1 fois par semaine :**

1. Brossez vos cheveux et procédez à un shampooing, afin d'avoir les cheveux propres pour une meilleure pénétration du soin. Essuyez bien la chevelure.

2. Appliquez l'Émulsion magique réparation intense. Massez le cuir chevelu et les longueurs. Peignez et enroulez votre chevelure dans une serviette chaude. Gardez 45 minutes.

3. Procédez aux shampooings Réparation intense. En faire deux et laisser poser le second 5 minutes. Rincez et essuyez vos cheveux.

4. Appliquez le masque Réparation intense. Massez cuir chevelu et longueurs. Peignez et laissez poser au moins 30 minutes. Vous pouvez aussi dormir avec, mais n'oubliez pas de rincer au réveil !

5. Pour faciliter le coiffage de tous les jours, utilisez le baume de coiffage Réparation intense.

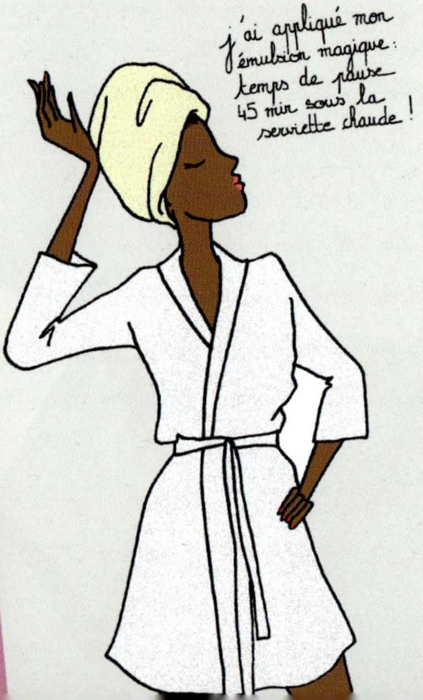
j'ai appliqué mon émulsion magique : temps de pause 45 min sous la serviette chaude !

F. Le lissage brésilien

Qu'est-ce que le lissage brésilien ? C'est le nouveau soin à la mode ! Originaire du Brésil, il est arrivé depuis plusieurs mois et a révolutionné le monde de la coiffure.

Certes, on l'appelle « lissage », mais mieux vaut dire que c'est un soin intensif contenant une grande concentration de kératine et d'agents très hydratants. Il est donc hautement réparateur ! Plus les cheveux sont abîmés par les traitements chimiques, comme les couleurs et les défrisages, ou le manque de soin, plus le résultat sera spectaculaire. Nous vous conseillons même de le faire 1 semaine après un défrisage à froid. Il va agir en comblant les fissures du cheveu et le retexturer de l'intérieur grâce à la kératine qu'il contient et à ses vertus assouplissantes.

Le lissage brésilien détend plus ou moins le cheveu selon son type. Pour le cheveu européen, parfois ondulé, le résultat sera lisse et soyeux. Pour le cheveu frisé, la chevelure devient lisse et extrêmement souple. Après coiffage au brushing ou au fer, la chevelure frisée devient lisse et souple, mais si vous les laissez sécher naturellement, vous perdez cet effet. Toutefois, la chevelure restera disciplinée et les frisottis auront disparu pour laisser place à une jolie ondulation naturelle. Le brushing sera superfacile à faire ! Le rêve de nombre d'entre nous ! C'est un très bon soin pour les cheveux crépus souvent défrisés, mais attention, ce n'est pas un défrisage ! Il ne modifie pas la structure du cheveu. Il le répare, et ce pour une durée de 4 mois. En revanche, il présente le grand avantage de faire pousser les cheveux de façon impressionnante et ça, c'est définitif ! En résumé, c'est un puissant soin hydratant réparateur qui nous permet de gagner du temps pour le coiffage quotidien. Néanmoins, son prix est assez élevé… faites jouer la concurrence !

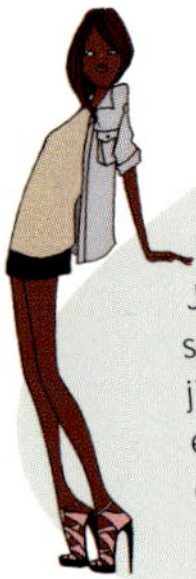

L'avis de Sandrine

J'adore le lissage brésilien.

Je sais de quoi je parle, car, l'ayant testé sur mes cheveux qui frisent naturellement, j'ai obtenu un parfait lissage, souple et brillant après coiffage. J'en suis complètement accro. Et les femmes à qui je l'ai conseillé n'en reviennent pas.

Comment réaliser un lissage brésilien ?

Nous vous conseillons de vous rendre chez un professionnel. Prévoyez au minimum 4 heures et surtout choisissez bien le mouvement que vous désirez pour votre coiffure, car il est interdit de se laver la tête pendant les 72 heures suivant le lissage. C'est le temps nécessaire pour que la kératine se fixe au cheveu. Le coiffeur applique la kératine sur le cheveu, le sèche sous un casque, puis le lisse à l'aide de plaques chauffantes, mais cela ne s'arrête pas là. La kératine, elle, continue de « travailler » même après que vous avez quitté le salon… Aussi, évitez de vous attacher les cheveux pendant cette période. Au sortir du salon de coiffure, vous serez peut-être déçue du rendu, car les cheveux paraissent figés, mais dès le premier shampooing, vous serez tellement émerveillée par la beauté et la souplesse de votre chevelure que, finalement, ces 3 jours d'attente auront bien valu le résultat ! Et ce qui est particulièrement intéressant, c'est qu'on peut pratiquer ce soin sur les enfants à partir de 10 ans, contrairement au défrisage.

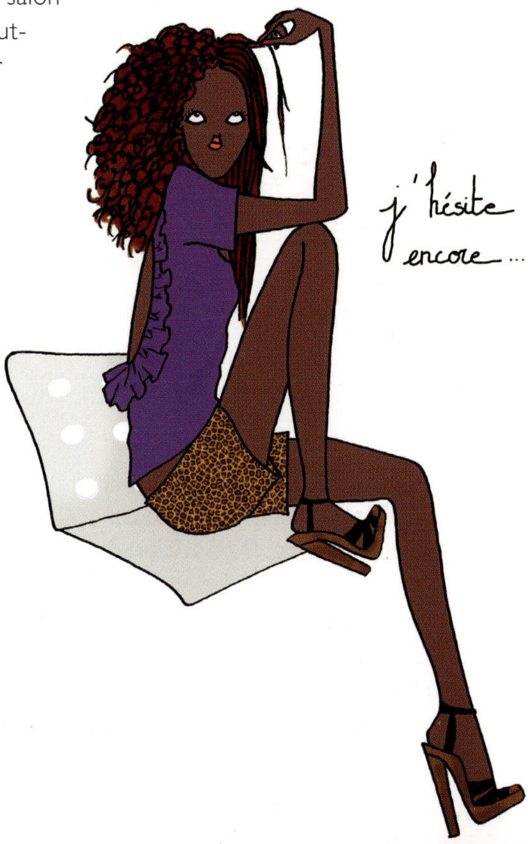

G. Tissages et extensions de cheveux

Les techniques permettant de rallonger notre chevelure sont si nombreuses que les énumérer prendrait des jours. La plus courante est le tissage, mais il existe d'autres techniques comme l'extension à chaud (avec de la kératine) qui, il faut l'avouer, offre un effet des plus naturels. Sans oublier l'extension aux anneaux, l'extension à clips, le piqué-lâché brésilien… Ces sortes d'extensions conviennent à tous les types de cheveux, européens ou afro…

Cependant, comme pour toutes les techniques de rallonge, vos cheveux sont soit prisonniers, soit étouffés. S'ils sont mal entretenus, les risques de cassures ou de chutes irréversibles telles que l'alopécie de traction sont importants. Cette dernière survient lorsqu'une traction forte et prolongée s'exerce sur les racines, ce qui peut entraîner une chute de cheveux localisée et irréversible. Les tissages ou les simples tresses trop serrés, la perruque lace wig (perruque collée), sans repos du cuir chevelu, en sont la cause. Il faut être vigilante. Comme pour un produit alimentaire, il faut se dire que les extensions ont une date d'expiration sur votre tête, sinon c'est le cheveu qui souffre…

Il vous suffit de taper « alopécie de traction » sur Internet pour avoir droit à de belles images de ce que cela peut donner.

Avant tout, il est bon de connaître l'origine de la mèche que vous allez vous faire poser sur la tête. Bien choisir ses mèches est important pour l'entretien et le fini naturel que vous souhaitez. Assurez-vous que les mèches sont 100 % naturelles. De plus, n'oubliez pas de colorer ces mèches au besoin, et ce avant de les poser sur la tête, pour qu'elles se mélangent parfaitement au ton de votre chevelure. Les mèches ne seront réutilisables que si elles sont de bonne qualité : naturelles, sans aucune fibre synthétique, avec peu de traitement chimique. Celles qui viennent du Brésil ou d'Inde sont souvent excellentes et donc un peu plus chères.

1/ Le tissage

Il y a deux sortes de tissages : le tissage tressé et le tissage dit « à la colle ». Actuellement, beaucoup de femmes font appel à la technique du tissage tressé, qui est la moins onéreuse et la plus rapide de toutes les techniques d'extension. Même les Européennes en deviennent de plus en plus adeptes pour rallonger leur chevelure ou simplement ajouter du volume. Pour cela, elles se font tresser une ou deux bandes de cheveux entre le dessus de la tête et la nuque, ce qui donne un effet de longueur et de volume immédiat.

Le tissage tressé

Avant de procéder au tissage, on vous tresse une natte « plaquée » sur la tête. Elle doit former une spirale fine et continue, qui part de la nuque pour finir au centre du crâne. Cette natte constitue le point de départ du tissage. À l'aide d'une aiguille très large et d'un fil noir très épais, on coud des bandes de cheveux naturels sur la natte, afin de créer des rangées. La chevelure apparaît au fur et à mesure du travail et prendra forme selon le type de coiffure désiré. La perruque que l'on tresse sur la tête emploie la même technique. Même si vous êtes adepte du lifting, il est conseillé de ne pas trop serrer la tresse pour éviter d'arracher le pourtour du crâne si fragile ! Lorsque vous défaites un tissage, n'en reposez pas un le jour même ou juste après un défrisage. Attendez quelques jours. Avoir un tissage doit même rester occasionnel. Ne le gardez pas plus de 6 semaines et n'attendez pas de n'avoir plus un seul cheveu sur lequel coudre la mèche pour arrêter… Il sera trop tard (voir p. 132 sur l'alopécie de traction).

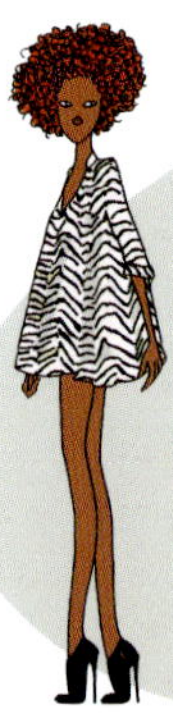

L'avis de Sonia

je connais bien le tissage tressé,

car j'ai souvent eu recours à lui pour mes rôles. Il est pratique et, s'il est bien entretenu, il peut durer 6 semaines sur la tête… Seulement, je conseille quand même de soigner et de laisser reposer le crâne après cette longue période d'enfermement. Il faut que ça respire ! D'un point de vue technique, je préfère qu'on ne touche pas aux cheveux du pourtour de mon crâne, afin de ne pas les endommager et, par choix esthétique, pour qu'ils se mêlent parfaitement à ma « nouvelle » chevelure. L'illusion est complète !

Le tissage à la colle

Nous ne vous conseillons pas cette technique, car elle n'est intéressante que si elle est éphémère. Par exemple, pour créer un effet spécial à l'occasion d'un shooting photo. À l'instar de la perruque lace wig, principalement utilisée dans les films ou sur le tapis rouge… Il s'agit de coller la bande de cheveux naturels directement à la racine de vos cheveux avec une colle conçue pour ce genre d'utilisation. On retire ces bandes à l'aide d'un solvant ou d'un produit spécial, mais qui n'est jamais très agréable au cuir chevelu.

2/ Les extensions

L'extension à chaud dite « à la kératine »

Elle se présente sous forme de mèches de cheveux naturels avec un bout en kératine plat ou rond. À l'aide d'une pince chauffante (à fusion) et en commençant par la nuque, votre coiffeur colle ces extensions (côté kératine) mèche à mèche sur vos cheveux, à environ un centimètre de la racine. Puis il presse et roule la kératine entre ses doigts pour qu'elle adhère bien. Celle-ci durcit en séchant et le tour est joué ! Un vrai trompe-l'œil quand elles sont bien posées. Il faut de la patience, car cela nécessite de travailler la chevelure mèche par mèche.

Comment entretenir ses extensions à chaud ?

Brossez votre chevelure régulièrement, afin d'éviter les nœuds qui peuvent devenir un enfer. Lavez-vous les cheveux plus fréquemment que d'habitude et, lors du démêlage, n'oubliez pas l'après-shampooing. Gardez à l'esprit que vos mèches en kératine sont directement attachées à de fines mèches de vos cheveux. Il reste indispensable, pour ne pas abîmer à la fois les extensions et vos propres cheveux, de bien les démêler lors du shampooing, sinon elles pourraient être arrachées au brossage. Soyez délicate ! Il est bon de faire des soins chaque semaine pour hydrater vos cheveux.

Le risque : les extensions asphyxient vos cheveux, qui se fragilisent, s'abîment. Le plus important, c'est la « dépose » des extensions. Les professionnels utilisent un diluant spécial avec une pince professionnelle pour détacher la kératine de votre cheveu. Les dégâts peuvent être considérables si elle n'est pas faite soigneusement.

Il est conseillé de ne se faire poser que quelques mèches pour donner du volume à votre chevelure, plutôt que sur l'ensemble de votre tête. À votre guise !

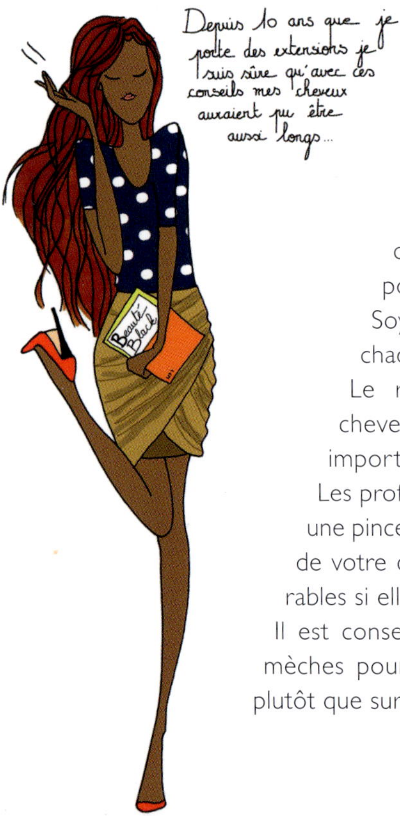
Depuis 10 ans que je porte des extensions je suis sûre qu'avec ces conseils mes cheveux auraient pu être aussi longs...
Beauté Black

Combien ça coûte ?

Mesdames, préparez-vous à casser votre tirelire ! En effet, pour des extensions à la kératine, il faut compter environ 5 euros par mèche. Sachant que pour agrémenter votre tête entière, vous devrez envisager entre 100 et 150 mèches… faites le calcul ! Certes, les prix varient, mais c'est quand même la technique la plus onéreuse.

L'extension aux anneaux

Réalisée par un professionnel, l'extension aux anneaux se présente sous la forme d'une mèche de cheveux naturels et d'un petit anneau métallique que l'on accroche à une mèche de vos cheveux à l'aide d'une pince. L'anneau se referme sur votre mèche. Là aussi il va falloir user de patience, car la pose des mèches nécessite beaucoup de minutie. Nous vous conseillons de ne pas trop mettre de matière grasse dans vos cheveux avant et pendant toute la durée pendant laquelle vous garderez vos extensions ; il existe en effet un risque que les anneaux métalliques glissent et se détachent de votre chevelure. Cette technique a le mérite de donner du volume et de la longueur sans trop abîmer les cheveux. Le résultat reste néanmoins peu confortable. Pour les retirer, il suffit de casser l'anneau métallique à l'aide d'une pince. Un conseil : faites appel à un professionnel…

L'extension à clips

C'est par excellence l'extension pour coiffures éphémères, car on peut la poser et la retirer aussi souvent qu'on le souhaite. Ces extensions sont des bandes de cheveux de différentes largeurs, sur lesquelles sont cousus de petits clips en plastique. Ils s'accrocheront sur vos cheveux en les pinçant. Pour que le résultat soit impeccable, il faut qu'il y ait une cohérence entre la mèche utilisée et votre chevelure. Prenez donc le temps de préparer vos cheveux en les lissant si la mèche que vous avez choisie est lisse, etc.

Pour une pose complète des mèches sur la tête, il faut d'abord tracer une raie horizontale en commençant par le bas de la tête. Assurez-vous que votre chevelure est bien dégagée pour ensuite « clipper » les extensions le long de cette raie. Entre deux rangées de clips, on rabat une rangée de nos cheveux. On remonte au fur et à mesure qu'une rangée de mèches a été posée, et ce jusqu'au dessus de la tête, pour ensuite créer la coiffure souhaitée.

Le piqué-lâché brésilien ou extension à la brésilienne

La pose s'effectue par un professionnel. Cette extension se présente comme des bouquets de cheveux. Votre coiffeur prend la quantité de cheveux nécessaire, les dépose sur l'une de vos propres mèches et les fixe à la racine à l'aide d'un élastique souple spécialement conçu pour les extensions. Ce qui peut paraître étrange ou original, c'est que cette attache élastique est visible… Mais fondue dans la masse, cela donne l'impression d'un ornement capillaire. Les femmes adorent.

Il existe une autre sorte de piqué-lâché plus classique. Au lieu des élastiques, les mèches sont tressées à votre mèche de cheveux sur 4 à 5 centimètres, telle une simple tresse, puis on laisse l'ensemble lâche sur toute la longueur.

La perruque *lace wig*

Les *lace wigs* sont des perruques que certains appellent aussi « perruques indétectables ». Les *lace wigs* ont la particularité, par rapport aux perruques classiques, de posséder un léger voile en tulle que l'on colle sur le pourtour du crâne. Attention aux allergies, car la colle est au contact même de la peau ! On camoufle le petit voile et la naissance des cheveux avec du fond de teint et l'illusion opère.

Petit problème : ça tire sur le pourtour du crâne. Dès qu'on grimace un peu, on remarque la perruque. Elles sont principalement utilisées pour le cinéma, mais vous pouvez aussi les voir sur les têtes de certaines stars en représentation !

En résumé, ce sont des professionnels qui les posent pour des occasions bien précises, dans l'optique d'un port éphémère. Cela demande beaucoup d'entretien. Pour les amateurs de perruques, choisissez plutôt une perruque naturelle qu'on posera tout simplement.

Tresses en tout genre et dreadlocks

Il existe tellement de techniques de tressage qu'il serait difficile d'en faire la liste. Les plus connues, les rajouts, sont des tresses auxquelles on associe du cheveu synthétique. Les tresses « collées » sont celles que l'on tresse à même le crâne et qui parfois forment des motifs géométriques. Il y a les « vanilles » ou *twists* dont la technique consiste à enrouler deux fines mèches de la racine à la pointe ; les tresses « piquées-lâchées », nattées sur quelques centimètres avec du cheveu naturel de préférence, qui laissent libre le reste de la mèche. Les coiffures sont aussi multiples que les caprices des femmes. Les modes poussent à l'extravagance. Dans certaines sociétés africaines, les tresses ont une signification bien précise… dans d'autres, c'est un moyen de révéler sa personnalité.

« La couleur de la peau n'a pas plus d'importance que la couleur des yeux », disait Bob Marley, l'une des plus grandes inspirations du XXe siècle. Même si les dreadlocks sont pour ainsi dire ancestrales, aujourd'hui elles sont le symbole de l'émancipation et de la liberté. La culture rasta, toujours vivace, fédère des individus de toutes origines, afro-caribéenne, européenne ou asiatique. Et comme elle a aussi sa place dans les modes, on peut trouver des techniques pour offrir aux nouveaux amateurs des dreadlocks confectionnées à partir de cheveux naturels qu'on mêlera à son propre cheveu. L'illusion est parfois bluffante. Il est dit que Bob Marley confectionnait ses dreadlocks avec de la bière et du sable, mais, bien sûr, il existe beaucoup d'autres « recettes ». Aujourd'hui, on peut même se faire poser de fausses dreadlocks, déjà

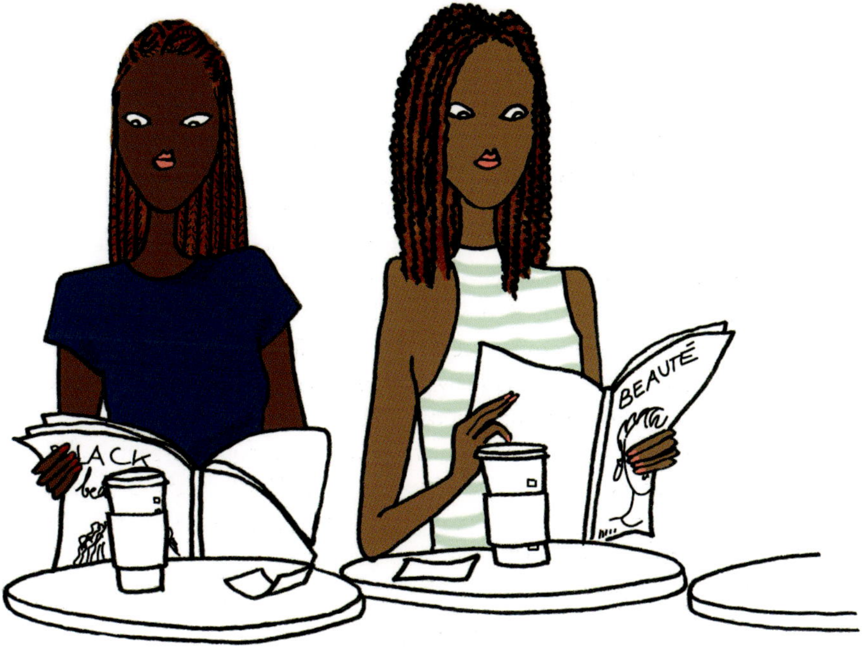

toutes faites et prêtes à l'emploi ! Mais pour ceux qui aiment la dread nature », il faudra, pour la constituer, prendre deux mèches et les emmêler avec une substance graisseuse. Souvent, c'est un professionnel qui sera le mieux qualifié pour cela. Il faut attendre que les nœuds soient solides avant de se laver les cheveux et soigner son cuir chevelu avec un produit spécial, tout comme lorsqu'on porte des tresses, d'ailleurs. Et comme il est impossible de les démêler, s'en débarrasser signifie couper !

Toutes ces pratiques ont traversé les siècles et se développent selon les traditions, les tendances et les goûts de chacun. On y verra une démarche politique, sociale ou existentielle. Les tresses sont des symboles forts dans certaines cultures africaines, par exemple au Mali et en Afrique du Sud, au Sénégal. Dans l'Égypte ancienne, les coiffes des pharaons étaient ornées de tresses en tout genre. Le plus important à retenir, et peu importe le but ou la démarche, c'est qu'il faut s'assurer de bien soigner et nourrir son cuir chevelu en permanence.
Autant qu'on peut, il faut le laisser se reposer.

Précautions à prendre pour faire ses tresses

Plus les tresses sont fines, plus elles allongent le cheveu en tirant sur la racine, détruisant ainsi la matrice du follicule pileux (cf. le chapitre sur l'alopécie, p. 106 et 132). Portez des tresses ni trop fines ni trop serrées, qui seront suffisamment lâches sur les tempes et la nuque. Ne faites NI couleur NI défrisage après les tresses et vice versa. Et surtout, nourrissez et hydratez vos cheveux avec des produits adaptés à leur nature particulière.

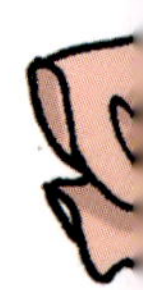

H. Le soin des cheveux des enfants

Ce chapitre nous tient, à Sonia et à moi, particulièrement à cœur. Toutes les attentions pour les cheveux afro sont toujours données aux femmes et on oublie souvent les petites filles, qui elles aussi deviendront des femmes.

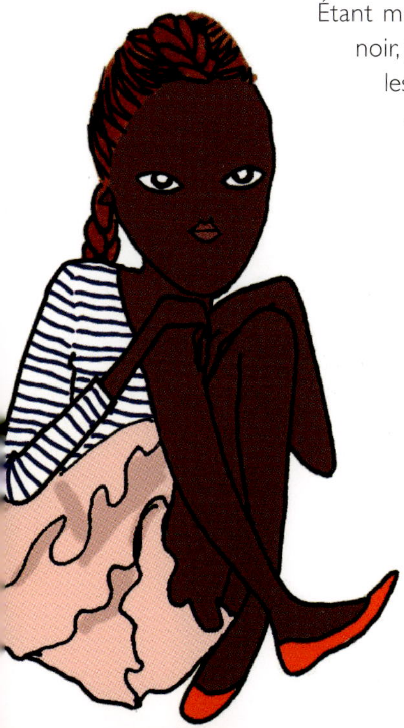

Étant métisse d'une maman blanche et d'un papa noir, je ne peux m'empêcher de penser à toutes les mamans blanches ayant des enfants métisses ou qui ont adopté des enfants noirs.

Je dois reconnaître que, petite fille, je détestais mes cheveux ; c'était une bataille permanente avec ma mère qui ne savait absolument pas me coiffer. À cette époque-là – je parle des années 1960-1970 –, il n'existait rien pour nos cheveux, alors pour résoudre le problème, mon père décida de me les couper très court. C'était pour moi la seule solution, car je ne voulais pas me faire coiffer… ce que j'associais à une séance de torture !

Je faisais l'objet de moqueries de la part des petites filles blanches aux

cheveux lisses. Étant fine comme une allumette et avec les cheveux à la garçonne, je ne faisais plus du tout petite fille.
Mais aujourd'hui, il n'y a aucune raison pour que les cheveux de vos enfants soient abîmés, si vous prenez l'habitude de les soigner en douceur. Respectez la nature de leurs cheveux et suivez mes conseils.
Cela fait 19 ans que je m'occupe du cheveu crépu, frisé et défrisé. J'ai prodigué de nombreux soins aux enfants. J'ai même appris à des mamans à changer leurs habitudes quant à la manière d'entretenir la chevelure de leurs petites filles.
Sonia a vécu sa petite enfance en Afrique avec une afro qu'elle n'assumait pas du tout, du tout. À partir d'une certaine longueur de cheveux, elle passa à la période des nattes en tout genre, ce qui était la solution la plus simple. Tous les soirs, sa maman noire lui faisait deux nattes, après avoir hydraté et soigneusement peigné ses cheveux. Une période pas pour autant prospère pour le cuir chevelu de la petite Sonia… car même dans les années 1980, il n'était pas facile de trouver un bon démêlant !

Je dois reconnaître que, depuis le début de ma carrière, j'ai souvent constaté que les cheveux des petites filles étaient déjà très abîmés. Certaines d'entre elles avaient même le pourtour du crâne déjà dégarni, conséquence de tresses trop serrées ou de défrisages réalisés beaucoup trop tôt.
Pour information, le cheveu d'un enfant devient adulte à la puberté. Avant, c'est encore un cheveu de bébé en plein développement.
Le secret, bien sûr, c'est d'HY-DRA-TER… leurs cheveux. C'est la clé pour qu'ils deviennent souples et plus faciles à coiffer, tout comme leur peau a besoin d'hydratation, et ce dès le plus jeune âge.

Les bons gestes

❀ Prenez l'habitude de masser délicatement leur petit cuir chevelu, cela permet d'agiter les glandes sébacées.

❀ Utilisez un shampooing doux au pouvoir hydratant avec un démêlant pour faciliter le démêlage.

❀ Séparez toujours la chevelure en quatre et procédez au démêlage avec un peigne à grosses dents (peigne africain) en commençant, j'insiste, toujours par les pointes. N'hésitez pas à rajouter un peu de démêlant pour faciliter la chose.

❀ Utilisez un spray hydratant et démêlant sans rinçage ou un baume hydratant sans rinçage, que vous emploierez quotidiennement.

❀ Avant de dormir, faites une natte pour éviter les risques de paquets de nœuds. Ils seront plus faciles à coiffer le lendemain.

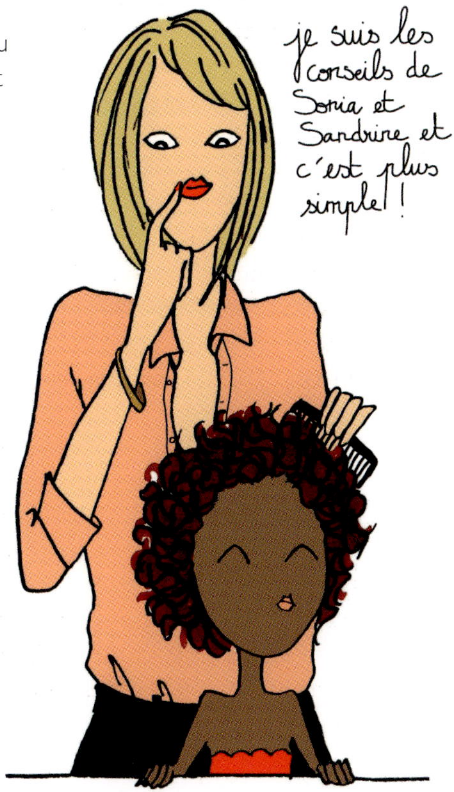
je suis les conseils de Sonia et Sandrine et c'est plus simple !

Les mauvais gestes

Les tresses trop serrées, surtout au niveau des tempes et du front, fragilisent le bulbe du cheveu en pleine croissance. Il faut savoir que les cheveux abîmés chez la petite fille donneront des cheveux fragilisés à l'âge adulte.

- Surtout, ne défrisez pas le cheveu avant la puberté, même si c'est un kit pour enfant.
- Ne faites pas de tissage ni d'extensions.
- Ne démêlez jamais la chevelure de votre enfant sans l'avoir préalablement hydratée.
- Ne graissez pas les cheveux avec de la vaseline *(petrolatum)* ou des produits à base de glycérine et de lanoline.
- Et SURTOUT, ne faites pas de vilaines réflexions concernant les cheveux de votre fille, au risque de la complexer définitivement. Apprenez-lui à aimer ses cheveux et à les entretenir, car c'est un capital dont elle sera fière plus tard dans sa vie de femme.

Au secours, les poux débarquent !!!

Ah, la période des poux ! L'enfer ! En Afrique, on résout le problème en rasant systématiquement garçons et filles dès la maternelle, et jusqu'au collège dans certaines écoles publiques. Aujourd'hui, il existe quand même d'autres méthodes…

Il est vrai qu'une multitude de shampooings anti-poux et lentes se battent pour la meilleure place dans les pharmacies. Comme il n'existe pas de solution miracle, prenez le produit qui vous inspire le plus, mais attachez de l'importance à l'utilisation du peigne anti-poux et lentes. Usez de patience et de dextérité pour traquer ces petites bêtes, mèche par mèche. Étant donné que les cheveux afro sont un peu plus difficiles à peigner que les cheveux européens, ajouter un peu de démêlant vous facilitera la tâche.

Lexique

Acide hyaluronique : substance utilisée pour combler les rides du visage et pour hydrater. Il peut être réticulé (sous forme compacte pour les comblements) ou non réticulé (fluide) pour diffuser l'hydratation.

Alopécie : chute des cheveux ou des poils.

Androgène : hormone mâle.

Antibactérien : qui s'oppose aux bactéries.

Antioxydant : inhibiteur de l'action de l'oxygène.

Astringent : qui provoque le resserrement des tissus (de la peau par exemple). Agit sur l'aspect de la peau en resserrant les pores.

Antiradicalaire : s'oppose à la prolifération des radicaux libres en les « piégeant ».

Céramides : lipides (corps gras) présents naturellement dans la couche cornée.

Comédons : sébum oxydé qui bouche le pore de la peau. Communément appelés « points noirs ».

Comédogène : qui provoque des comédons.

Couche cornée : couche superficielle de la peau.

Dartres : maladie de la peau qui se caractérise par la formation de plaques sèches et squameuses au niveau de l'épiderme.

Dépigmentation : diminution ou destruction des mélanocytes entraînant une décoloration de la peau.

Dermopain : nettoyant sans savon, donc sans détergent.

Derme : tissu conjonctif placé sous l'épiderme, constitué de vaisseaux sanguins, de terminaisons nerveuses et de cellules productrices de collagène et d'élastine.

Desquamation : perte de couches superficielles de la peau. Remplacement des cellules mortes par des cellules neuves.

Émollient : substance adoucissante qui assouplit les tissus et calme les irritations.

Épiderme : couche superficielle de la peau.

Exfoliation : action abrasive sur la peau pour accélérer la desquamation.

Film hydrolipidique : film invisible et protecteur à la surface de la peau. Composé d'eau, de sueur et de sébum, il protège l'épiderme des agressions exogènes.

Follicule pilo-sébacé : poil annexé à la glande sébacée.

Glandes sébacées : glandes de la peau qui produisent le sébum.

Glandes sudoripares : glandes de la peau responsables de la transpiration.

Goupillon : brosse à sourcils.

Houppette : outil de maquillage qui sert à déposer la poudre libre sur le visage.

Hydratation cutanée : ensemble des mécanismes qui permettent le maintien de l'eau au niveau de la peau.

Hypoallergénique : testé pour minimiser les risques d'allergies.

Lanoline : corps gras extrait du suint de mouton.

Kératine : protéine, composant essentiel à la beauté de nos cheveux.

Kessa : gant utilisé pour aider le gommage. Autrefois confectionné en poils de chèvre, il est aujourd'hui en matière acrylique.

Mélanocytes : cellules épidermiques produisant le pigment de la peau, des cheveux et des poils, la mélanine.

Oligoéléments : assurent le bon fonctionnement des organes et les échanges entre les différentes parties de l'organisme. Naturellement présents dans les aliments.

pH : potentiel hydrogène de la peau. Degré d'acidité : plus le pH est bas, plus il est acide.

Pores : aboutissement des glandes sudoripares à la surface de la peau formant des orifices plus ou moins ouverts.

Radicaux libres : molécules et atomes (dotés d'électrons libres) qui, sous l'action de la lumière et de l'oxygène, agressent la membrane des cellules de la peau. Ils participent activement au vieillissement.

Savon surgras : savon enrichi d'huile, proche du syndet.

Sébum : substance grasse sécrétée par les glandes sébacées. Il participe à l'élimination de certains déchets.

Vergetures : résultat d'une « cassure » de zones de l'épiderme soumises à des tensions.

Vitiligo : maladie de l'épiderme qui se caractérise par l'apparition de taches blanches sur la peau, qui peuvent s'étendre sur l'ensemble du corps.
C'est une dépigmentation résultant de la perte de mélanocytes (cellules produisant de la mélanine).

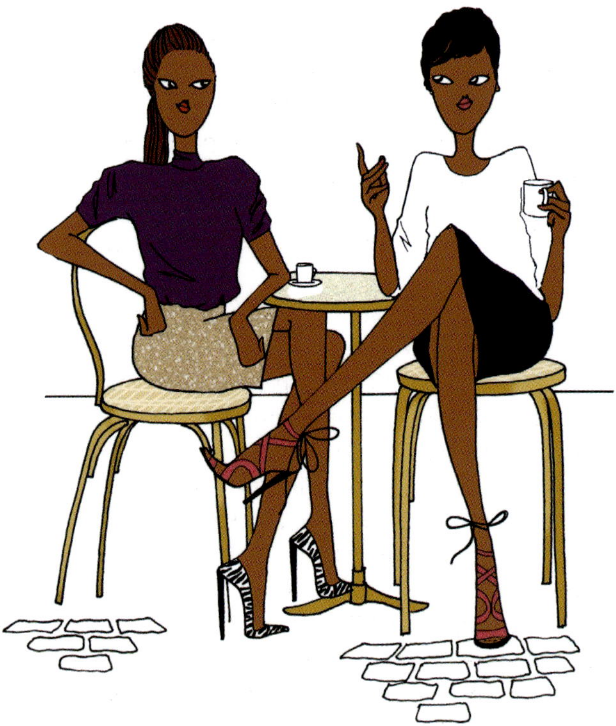

Remerciements

Cet ouvrage est dédié à toutes les femmes aux peaux mates à foncées et aux professionelles curieuses d'en savoir plus. Afro-caribéennes, Orientales, Indiennes, Sud-Asiatiques, soyez fières de vos racines. En espérant que ce livre pourra être assez riche pour vous apporter des conseils dans un domaine qui ne devrait plus être inconnu pour vous, votre beauté !
De grands remerciements à tous ceux qui ont contribué à l'élaboration de cet ouvrage, en particulier Lascad du groupe L'Oréal, qui gère la marque de soins Mixa dont Sonia est la fière égérie, et toute son équipe si généreuse. Merci à Delphine Viguier et Charlotte Walhain pour leur disponibilité et leur réactivité. L'Oréal pour ses précieuses études sur les peaux mates à foncées. Patrick Mahé pour sa confiance. Aux éditions du Rocher et toute son équipe, pour son efficacité ! Lise Mayrand pour son travail de rédaction. Angéline Mélin pour ses sublimes illustrations. Mashu pour ses conseils en maquillage. Rania Bellout pour ses conseils de gommage au savon noir. Le Dr Slous (médecin esthétique). Gustavo (spécialiste du lissage brésilien). Mme Faugier et M. Bahr du laboratoire Proval Bionat, pour l'élaboration des produits de la gamme Sandrine Jeanne-Rose. Merci à l'agence A & K Communication pour son travail. Nous remercions tous ceux qui, durant nos

parcours respectifs, nous ont inspirées, conseillées et aidées à mieux comprendre les spécificités de notre peau et de nos cheveux si fragiles. Aux proches, qui nous entourent et nous soutiennent, nous aiment et nous encouragent dans notre travail, un grand merci. Nos familles « melting-pot », première source d'inspiration, à qui nous sommes fières de dédier ce livre !

Notes

Notes

Notes

Photographies de Sonia Rolland : Emmanuelle Hauguel,
sauf page 10 : Jack Dante et pages 54 et 102 : Gérard Giaume - H&K.
Photographie de Sandrine Jeanne-Rose : collection de l'auteur.

Illustrations : Angéline Mélin - www.angelinemelin.com

Direction artistique : André Rodeghiero.
Création graphique : Élodie Lefèvre, malb studio Flageul.
Fabrication : Yves Raffner, éditions du Rocher.

Achevé d'imprimer sur les presses de L.E.G.O. SpA, Lavis, Italie.
Dépôt légal : mars 2011.